阪和人工関節センター
TKAマニュアル
-Basic Course-

格谷義徳
阪和第二泉北病院　阪和人工関節センター総長

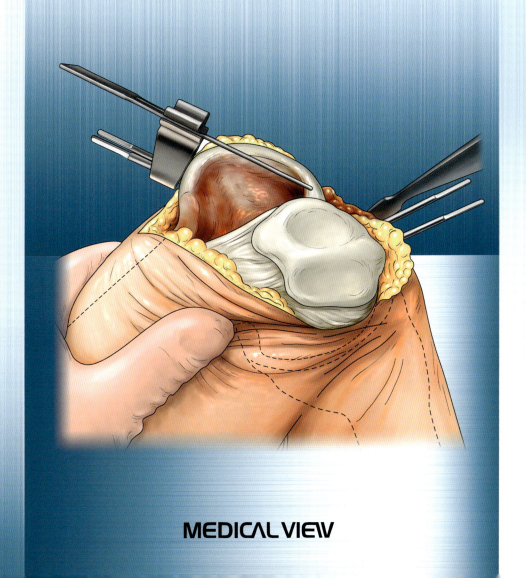

MEDICAL VIEW

本書では，厳密な指示・副作用・投薬スケジュール等について記載されていますが，これらは変更される可能性があります。本書で言及されている薬品については，製品に添付されている製造者による情報を十分にご参照ください。

Hanwa Joint Reconstruction Center TKA Manual –Basic Course–
(ISBN 978-4-7583-1867-9 C3047)

Author : Yoshinori Kadoya

2019. 3. 1　1st ed

©MEDICAL VIEW, 2019
Printed and Bound in Japan

Medical View Co., Ltd.
2-30　Ichigayahonmuracho, Shinjyukuku, Tokyo, 162-0845, Japan
E-mail　ed＠medicalview.co.jp

まえがき

　学会で書籍展示を覗いてみると，人工膝関節置換術（total knee arthroplasty；TKA）についての教科書がいくつか出版されています。どれも名のある編者が網羅的に項目を設定し，各章を専門家といわれる多数の著者が分担執筆するという形式です。このような「TKAの専門店街」ともいえる本の問題点は，読み手に問題点を整理し，役に立つ記載を選ぶ判断力がないと助けにはなってくれないということです。そしてこの問題整理能力，判断力こそが，手術の習得を目指す読者層に最も欠如している能力であるという事実は皮肉としかいいようがありません。

　医学関連の教科書には，何年もかけて作られた特有のシステムがあります。出版社から依頼を受けた編者は，多くの知己に執筆機会を分け与える，いわば名誉職で，依頼を受けた執筆者はreviewされないで業績を積み上げることができます。教科書の各章が実質的にpeer reviewを受けることなく出版されるということは，他章との整合性がチェックされない（私の経験からは編者が各章の内容に口を挟むことはほとんどありません）ことと並んで私には大きな驚きでした。ただ，このようにして出版された教科書が，経験の少ない術者にほとんど役立たないであろうことは容易に想像できます。その意味から，今手術の習得を目指す読者層に必要なのは，「私見」に満ちた，津下先生の『私の手の外科』ならぬ『私のTKA』（僭越な例えであることは承知のうえで）であると考えました。

　TKAの分野には優れた専門家の方が数多くおられます。手術が完結するかのような詳細な術前計画，ミリメートル単位で骨切りを行う最新鋭のナビゲーションなど，手術自体がコンピュータとテクノロジーの急速な発達に支えられ，急速に高度化しています。その一方で手術には，感覚に支えられた奥義といえる部分も重要であることは否定できません。外科的センスのよい，熟練した術者の手術は，簡単そうにみえますが容易にまねできません。本書はそのどちらももち合わせない普通の（私はTKAしかしません（できません）から普通以下かもしれません）整形外科医が，これまた普通のTKA入門者のために書いた本です。わが国ではなぜか（世界的にみてもそうかもしれませんが）このように，著者や読者を冷徹に評価して（書き手は大したことないですが，多くの読者も似たようなものですというスタンスで）書いた本はほとんどありません。あってもあまり売れないかもしれませんが，手術のほとんどが，大多数の一般的凡人整形外科医によって行われるという事実を考えると，このような視点こそが患者さんの利益のために最も必要なものでしょう。ある意味で不愉快なこの本を最後まで読んでいただければ，そのことはわかってもらえると思います。

　なお，本書で述べたことには多くのエビデンスがありますが，あえて文献のリストを作成していません。その理由はまず第一に，公平に最新の文献まで参照するには多大な労力を要し，そんなことをしていたら自分には本書が書けないと判断したからです。二番目は文献の参照自体が一種の技術（アート）であり，自分に都合の良い証拠はいくらでも集められる（と考えた）からです。そして，最後の一番大きな理由は，このエビデンス全盛の時代においてこそ，「私見」にあふれた手術マニュアルの意義があると考えたからです。興味があれば読者御自身で文献をあたっていただきたいと思いますが，その気持ちが沸いてきたころには，たぶん本書は皆さんにとっての役割を終え，不要になっているでしょう。

2019年1月

阪和第二泉北病院　阪和人工関節センター総長

格谷義徳

本書のコンセプト

　本書には必ずしも正しい主張，事実ばかりが書かれているわけではありません．いきなりの暴言で驚かれたかもしれませんが，その理由はいくつか挙げることができます．

　1つ目は，本書が「正しい」手術を記載することではなく，「TKAという術式全体のlearning curveを最小にする」ことを主眼として書かれているからです．優れた外科的センス（重要な才能ですが，備えている人は限られています）をもち，かつ経験を積んだ術者にとっての「正しい」手術が，経験の少ない術者にとっても正しいとは限りません．誤解を恐れずにいえば，大多数を占める凡人整形外科医が習得を目指すべきは，単純明快（選択肢がないことが重要です，なぜなら判断能力こそが対象読者に一番欠けている部分だからです）で，特別な技能がなくても，安定した成績が得られる術式です．しかしそのような視点から書かれた教科書というのは私が知る限り存在しません．

　2つ目は，私自身がこの狭いTKAの分野においても，すべての最新知識をもっているわけではないことです．人工膝関節置換術には医学はもちろん機械工学，バイオメカニクス，材料学，その他学際的な領域も含めて多くの分野が関係し，各々に優れた専門家がたくさんいます．専門家としてできるだけ多くの知識を吸収しようと日々努力はしていますが，彼らと同じ学問的レベルで常に「正しい」論述をするのは一整形外科医としては困難です．

　最後の理由は，そもそも多くの問題で何が正しいのかがはっきりしないことです．例えば「TKAの良好な成績のためには，正確なアライメントと適切な軟部組織バランスが重要である」という金科玉条的記述に関しても，近年懐疑的なエビデンスが数多く報告されてきました．これは正常膝でも生理的内反といえる集団が存在することや，外側弛緩性があるため，正常膝での屈曲ギャップは長方形でないという事実からみれば当然でしょうが，最近まで注意を引くことはありませんでした．TKAを「正しく」設置することは，成績をさらに向上させるためには重要な研究分野でしょうが，実際の手術に必要なのは「正しさ」の追求ではなく，「誰でも安全に最大限の効果を得る術」を知ることです．

　本書では，私の25年以上の執刀医としての経験を基に，現在若手整形外科医に指導していることをシンプルな論理で解説してみたいと考えました．読者の皆さん（ごく普通の，比較的経験の少ない術者を想定しています）に直接お話しするつもりで書いた，私見に満ちたその名の通りの「阪和人工関節センターTKAマニュアル」です．ですから，皆さんが今までの教科書で読んだ内容とは違うかもしれませんが，ちゃんと読んでもらえれば「その視点から論理的に考えるとそうなるだろう」と納得してもらえると思います．

　TKAは現在，8万件以上が行われる一般的な術式となりました．そして数多くの新しい術者が迷いながら手術を始めています．"Learning curve"という言葉がありますが，実際の手術においてこれは「患者さんを使った練習」にほかならず，手術を受ける立場からは到底容認できるものではありません．その意味から最初に習熟すべきは単純かつ手技的に容易で，安定した成績が得られる術式に限定されるべきであるというのが本書の基本的な考えです．

　現在TKAを指導している私が，最大の目標としているのは，繰り返しになりますが，「TKAという術式全体のlearning curveを最小にすること」です．そしてそれが患者さんにとっても最も重要であることをご理解いただけるなら，あなたのまず知るべきことは，すべて本書に書いてあります．

目 次

手術の前に

- 2 　術式選択および機種選択
- 10 　術前計画

手術の実際

- 16 　手術のセッティング
- 22 　皮切および関節の展開
- 32 　脛骨の前方脱臼と近位端骨切り
- 58 　大腿骨遠位端の骨切り
- 70 　大腿骨後顆部の骨切り
- 86 　大腿骨・脛骨の仕上げ
- 98 　膝蓋骨の置換
- 108 　縫合・創閉鎖

手術の合間に

- 112 　患者選択・患者さんへの説明
- 116 　Mobile bearing(MB)の功罪
- 122 　Medial pivot design
- 130 　Bi-cruciate stabilized(BCS)について
- 132 　アライメントについて：
　　　　特にkinematic alignmentについての考え方
- 136 　UKAに対する考え方

- 144 　索引

動画視聴方法

本書の内容をより深く理解するために，掲載手技で行った手術の動画がご覧になれます。
動画は，下記URLより視聴可能です（視聴するためには会員登録が必要となります）。

**https://www.zimmerbiomet.co.jp/mp/zbt/times/
video_library/vanguard_psrp.php**

※動画に関するお問い合わせはZimmer Biomet社にお願いいたします。

手術の前に

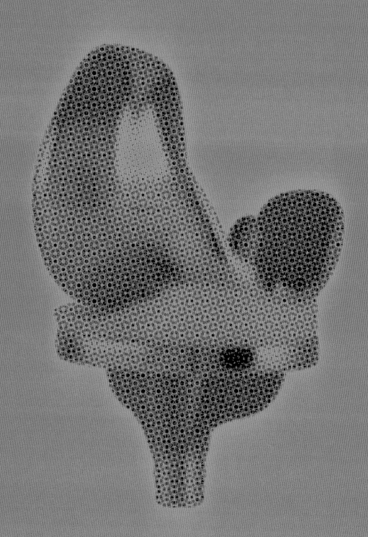

手術の前に

術式選択および機種選択

医療の高度化とlearning curveの増大

▶「発展途上」の術者

患者さんをよくしたいというのは，医者なら誰でももっている願いです。治療した患者さんが回復し，喜んでくれれば医者冥利に尽きると誰もが感じるでしょう。ですから，概して医者は常日ごろから勉強家であり，知識を得る努力を惜しまないといえます。特に自身が執刀し，結果に責任を負う外科医の知識欲・向上心は非常に高いものがあります。実際手術を指導していて，若手医師の知識欲・向上心に感心し，心強く思うこともしばしばです。しかし考えてみると，このような「発展途上」の術者にどのような指導が正しいのかは難しい問題を含んでいます。

> 「術者たる者，刻苦勉励しすべての術式に習熟すべきである」

これは至極まっとうで正しい意見なのですが，それが可能なのか，そして本当に患者さんのためになるのかは大いに疑問なのです。現在の医療の急速な進歩，医療を取り巻く環境の変化は，ある難題を私たちに突き付けています。それは「医療の高度化とlearning curveの増大」という問題です。

▶Learning curveの意味

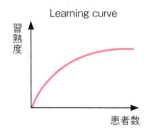

このように医療技術を語る際にしばしばlearning curveという言葉を耳にしますが，ちょっとでもその意味を考えたことがあるでしょうか？　日本語では習熟曲線と訳され，縦軸を習熟度，横軸を時間にしたときのグラフで，もともとは心理学で使用された用語です。この概念を手術手技に当てはめた場合には，横軸は患者数ということになり，「この術式にはlearning curveがあります」ということは，「未熟な術者は患者さんで練習して，だんだん上手になります」ということにほかなりません。そしてさらに深刻なのは，「どんな名医にも，初めての手術がある」というきわめて単純な事実です。すなわち手術手技の習得にlearning curveは厳然と存在し，避けては通れないものなのです。

人間にはそれぞれ個性があり，得手不得手があります。ですから同じ外科医でも体型や性格と同様にその能力には差があります。ここまではほとんどの人が受け入れており，皆さんは次の文を読んだときに特に違和感はないと思います。

> ①術者によって技量に差がある。
> ②手術の習得にはlearning curveが存在する。
> ③Learning curveには個人により大きな差がある。

なぜならこれらの記述はすべて真実ですし，社会的に問題視されることのない（少ない）表現で主張されているからです。では次はどうでしょうか？

①手術の上手な外科医も下手な外科医もいる。
②誰でもはじめから上手に手術できるわけではない。
③外科医のなかにはすぐにうまくなる人も，なかなかうまくならない人もいる。

こうなると，社会的タブーともいえる部分もあり，なかなか公言しにくくなってきます。さらに，こうもいえます。

①手術の下手な外科医がいる。
②誰でもはじめは手術を失敗する。
③手術に向いていない（適性の低い）外科医がいる。

こうなると，一般的にはまずみかけることのない記述といえるでしょう。しかし，本質的にはこれらは最初と同じことをいっているに過ぎません。特に最後の外科医の本来もっている能力（理解力，判断力，器用さ）の差については，公に口にするのはタブーとされます。しかし現実には世のなかに名医がいるのと同じ確率で（たぶんもっと高い確率で），手術に向いていない外科医がいるのです。

▶外科医の適性

手術に向いていないというのは差別だとお怒りになるかもしれませんが，これは，「同じ手術レベルに達するまでに多くの症例を要する外科医がいる」という適性の差を指摘しているに過ぎません。優れた術者の手術はアート（芸術）に例えられ，「職人芸」「神の手」という賞賛を受けます。この事実は，人々が身体にメスを入れるという（本来許されない行為である）手術が「芸」であることを（無意識のうちにでも）感じているからではないでしょうか？　しかし，どれほど努力しても絵がうまく描けない人はいるし，音痴が矯正できないこともあるのです。それと同じようにどんなにがんばってもうまく手術できない（なかなかうまくならない）外科医が確かに存在します。それは誰も知りたくないことなので，世のなかには「名医礼賛」の情報ばかりが溢れることになってしまうのです。

さらに手術には絵画や音楽の習得と根本的に異なる側面があります。長い間必死に努力して，絵が上手に描けるようになったり，上手に歌が歌えるようになれば，賞賛され，美談になるでしょう。しかし，手術に関しては，適性の低い術者が不断の努力をすることはlearning curveの犠牲者を積み上げることにほかならず，患者さんにとっては迷惑以外の何ものでもないのです。

▶Learning curveを最小にする

私がなぜこんな不愉快な話をするのか，お怒りになる読者もいるかもしれません。ですが次のように考えてみてください。本書の最大の目的は「TKA（total knee arthroplasty）という術式全体のlearning curveを最小にすること」です。そしてそれは次のようなシンプルな式で表されることになります。

> TKA全体のlearning curve＝新しく始める術者数×必要症例数：f(難易度)

　第一項の新しくTKAを始める術者の数は急速に増えていますし，当然のことですがその質(適性)はコントロールできません。ですから，ある程度の割合で前述の「適性の低い」術者数は増えるとして，その対応を考えざるをえません。不愉快でしょうが現実を冷徹に分析して受け入れないと正しい対応はできないのです。

　すると残された対策は，第二項つまり上達に要する必要症例数を減らす以外にないということになります。必要症例数は難易度の影響を強く受けるのは自明の理ですから，私たちにできるのは手術の難度を下げること以外ないのです。

　ここでは，このような観点から変形性膝関節症(osteoarthritis；膝OA)に対する術式選択と機種選択を考えてみたいと思います。

術式選択
[vs. 高位脛骨骨切り術(HTO)，人工膝関節単顆置換術(UKA)]

▶術式選択の考え方

　今までの術式選択の基本は，「適応となる患者さんを正しく選ぶ」ことでした。膝OAでは患者さんの年齢と変形の度合いが基準となり，常識的な考え方としては図1のようになります。

　年齢が高く，変形が強くなると(図1の右上の領域)，主にTKAが選択され，年齢が低く，変形が軽くなると(図1の左下の領域)ではHTO(high tibial osteotomy)の適応があるとされます。そしてUKA(unicompartmental knee arthroplasty)は高齢者で，変形の軽い症例に行うというのが一般的な考え方でしょう。ここでは活動性の大小が考慮されておらず，それを加味すれば三次元のグラフを描くこともできますが，かえって煩雑になりますので，若年者で活動性の高い患者さんではHTOの適応が増加すると考えて間違いはないでしょう。

　近年，長期成績の向上と，優れた除痛効果からTKAの適応が拡大して，手術数もどんどん増えています。そのようななかで，現在の私自身がどのようにしているかを図2にまとめてみました。

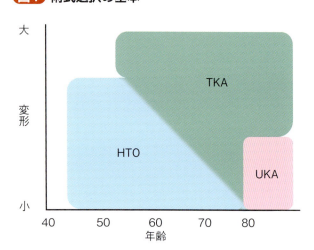

図1 術式選択の基本

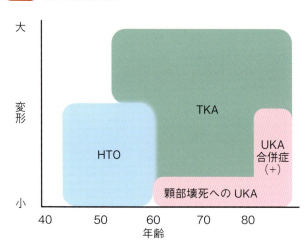

図2 私の術式選択

> ①60歳以上であれば基本的にはTKAで対応する。
>   （長期成績・除痛効果から考えて）
> ②UKAは，高齢者で合併症があり，侵襲を少なくしたい場合に考慮する。
> ③大腿骨顆部壊死は年齢を問わずUKAのよい適応である。
> ④HTOの適応（40～50歳代で活動性が高い）と考えられる患者さんは，信頼できる術者にコンサルトして（自分でよい手術をする自信がないので），HTOが適応となればそれでよし，適応がないといわれれば，後顧の憂いなくTKAを行う。

要は「TKAが可能なら原則としてTKAで対処する。他の術式（UKA, HTO）に関しては，ど真ん中ストライクの適応症例に限定して行う」ということになります。

▶術式選択の前提を考えてみよう

どちらにせよ今までの考え方は「患者さん」側の要因から術式を選択するというものでした。高齢で変形が強ければTKAを選択し，若年で活動性が高く，変形が比較的軽ければHTOを選択するのは，一見合理的な判断のように思えます。しかし，少し考えてみると，この判断が合理的であるためには，以下の前提が必要となることに気が付きます。

> ①高齢者の変形の強い症例でのTKAの成績は，HTOより優れている。
> ②活動性の高い若年者に対するHTOの成績は，TKAより優れている。
> ③術者が2つの手術（TKAとHTO）を，同じように高いレベルで行うことができる。

これらの項目について1つずつ考えてみると，それぞれに難しい（しかし興味深い）問題を内包していることに気が付きます。

▶高齢者の変形の強い場合はTKA＞HTO

①については，理論的，経験的には事実であろうと判断されますし，多くの人は賛同するでしょう。ただしこれにエビデンスがあるのかといえば，きわめて不十分ですし，今後も得られることはないでしょう。なぜなら，このように一方が非常に高い確率で正しいと考えられる場合は，RCT（randomized control trial）が非倫理的となるためです。これは「手術時に手袋をしたほうが感染が少ないかどうかのRCT」が倫理的に許されず，存在しないのと同じ理屈です。このような場合は，あえてEBM（evidence-based medicine）を求めるより，専門家の一般常識（コンセンサス）に従うのが正しい態度といえます。

▶若年者で活動性が高い場合はHTO＞TKA

②の前提に関しては多くのRCTが存在し，HTOのほうが優れているというエビデンスを集めることは可能です。しかし，逆にTKAのほうが優れているというエビデンスも多く存在し，それに基づいた主張をすることも可能です。このようにディベートがプレゼンテーション技術の鍛錬にはなりますが，実際の問題解決には役立たないのはしばしば経験することです。

しかし，もっとやっかいな問題は，たとえRCTが（数多く）存在しても，それがgood HTOとgood TKAのガチンコ勝負である確率が（少なくとも理論的に）低いということです。すなわちHTOをこよなく愛し，若年者への適応を確立しようとする人が，

同時にTKAを(機種選択も含めて)ハイレベルに行うことは難しいでしょう。この場合はsuper HTOと，せいぜいaverage TKAの比較になってしまいます。逆にTKAをこよなく愛し，若年者への適応を確立しようとする人が，同時にHTOを(その細かい術式も含めて)ハイレベルに行えることは，さらに可能性が低いと考えざるをえません。この場合はgood TKAとbad HTOの比較になる可能性が大いにあります。加えて両術式の優劣を決めるには，若年者の場合，20年以上に及ぶ長期の詳細なフォローアップが必要です。

上記の理由により，最終的な結論を得るための理想的なRCTが今後実施される確率はとても低いので，ずっと結論は出ないままなのです。

▶TKAもHTOも同じように上手にできる

③に関しては，本書の読者には(失礼を承知で)望むべくもないことです。さらにいえば，これはごく限られた術者にのみ当てはまることで，一般整形外科医にとってはとても難しいことなのです。

一般社会では「お金がないのに，そんな高い買い物をしてはいけません」というのは，まっとうな忠告として感謝されるでしょう。しかし医者同士で，「手術が下手なのだから，そんな難しい手術をしてはいけません」といえば，不愉快なことをいう者として疎んじられ，仕事ができなくなってしまう恐れさえあります。しかし，この「それをいっちゃあ，おしまい」な事実を認識することが，患者さんの不幸を最小化するためには必要なことなのです。

ですからほとんどの**整形外科医にとって「自分がうまくできる」ほうの術式を選択するのが一番よい**ということがおわかりいただけると思います。つまり，3つの前提に関していえば，①はおそらく正しい，②は不明，③は間違いということになり，高齢で変形が強ければTKAを選択し，若年で活動性が高く，変形が比較的軽ければHTOを選択するという術式選択は必ずしも正しくないことになります。

①高齢者の変形の強い症例でのTKAの成績はHTOより優れている　○
②活動性の高い若年者に対するHTOの成績はTKAより優れている　？
③術者が2つの手術(TKAをHTO)を，同じように高いレベルで行うことができる　×

▶TKA＋HTO＋UKA

これにUKAも含めて膝OAに対する3種類の手術(TKA，HTO，UKA)について，すべて高いレベルで行える術者がどのぐらいいるでしょうか？ もし身近にいて，教えを受けられれば，あなたはとても幸運です。残念ながら私はこのような希有な才能と経験をもつ術者に教えを受ける機会はありませんでした。その結果，一応自信をもって執刀できるのはTKAだけです。UKAに関してはいまだに迷いながら手術しており(p.136からの「UKAに対する考え方」を参照してください)，HTOに至っては受けもち医としての経験しかありません(ただし，そのわずかな経験は，HTOを自分でしなくなるのに十分なインパクトを与えてくれましたが…)。

すべての医師が，すべての術式に習熟できるわけではありません。しかし現在手術を指導する立場のopinion leaderとよばれている人たちは，手術の才能のある人が多く，自分ができることは他の人もできると思いがちです。彼らにとって多彩な選択肢をもつことは美徳であり，適応を拡大することは限界への挑戦，challengeなのです。そしてこれが一番重要な点かもしれませんが，彼ら(opinion leader)のlearning curveはすでに終わっているのです(忘れられていることもしばしばです)。

▶術式選択のパラダイムシフト

私は若い諸先生方にとっての術式選択には，パラダイムシフトというべき考え方の転換が必要だと考えています。それは患者さん側の要因ではなく「術者側の要因で手術を選択する」という考え方です。つまり「術者がうまくできる手術を行う」ということです。このようにいうと，一見医者本位で患者さんを軽視した考え方のように聞こえるかもしれませんが，決してそうではありません。この考え方こそが，learning curveという名の下に新米術者の練習台にされるという患者さん側の不幸を最小限にすることにつながるのです。さらにそれより前の重要な前提として「術者が手技的に容易で有効率の高い手術を選択して集中的に習熟すること」が必要になってきます。

▶まずはTKA

超高齢社会の到来に伴って，膝OAに苦しむ患者数は著しく増加し，手術を必要とする患者さんの数も増加の一途をたどっています。本書で繰り返し問うているのは「単純で，手技的に容易で，誰でも安定してよい成績が得られるのは？」ということです。

膝OAに対する3種類の手術（TKA，HTO，UKA）についてこの条件を満たすのは，TKAをおいてほかにはありません。ですから読者の皆さんは，他の術式には目もくれず，まずTKAに習熟することを目標とすべきです。そして「TKAで対処できる症例はTKAを選択する。UKA，HTOのど真ん中のストライクの症例はその専門家に相談してみる」というのがあなたに推奨できるスタンスでしょう。

機種選択

読者の皆さんが，最も優先しなければならないのは手術の難度を下げることでした。そのように考えれば，術式選択は以下のように非常にシンプルになります。

私はこうしてます！

①後十字靱帯(posterior cruciate ligament；PCL)切除
②PS(posterior stabilized)あるいはCS(cruciate sacrifice)型
③Gap technique
④膝蓋骨置換
⑤セメント固定

もちろん機種選択に絶対的な正解があるわけではありませんし，ここでこの機種選択が絶対に正しいと主張するつもりもありません。どの答えを選ぶかは，読者一人ひとりが自らの知識，経験に基づいて判断するのが理想です。しかしその知識，経験，判断力が十分であれば，皆さんは本書を手に取っていないでしょう。ここでは（失礼を承知で），読者の皆さんには機種選択のための基本的な知識，経験，ひいては価値観が確立されていないものとして話を進めます。そんな皆さんへ，なぜ私がこのように推奨するかを，順を追って述べていきましょう。

▶PCL温存 vs. 切除

例としてPCLの処理について考えてみましょう。PCL温存の得失について詳しく述べるつもりはありませんし，いくらエビデンスを集めても結論が出るトピックスでもありません。ここでは少し異なった視点からこの問題を考えてみたいと思います。実際の手術で何が一番難しいか，考えてみたことがありますか？　私は判断（judgement）だと考えています。PCLを温存するためには，まず個々の症例においてそれが温存可能か（温存する意味があるか）を判断する必要があります。そのためにはPCL自体の変性の程度，共存する変形の程度（内・外反，伸展制限，屈曲拘縮），温存したPCLの緊張度，解離法など，判断は多岐にわたります。さらに問題なのは，この判断基準が術者によってまちまちで，必ずしも統一されていないことです。

これと対照的に全例切除すると決めておけば何の迷いもありません。そしてさらに重要なポイントは，その単純さ，簡単さ（切るのは誰でもできます）と引き替えに失うものは（少なくともEBMとしては）何もないということです。

この判断（力）がいらないという観点は，術式選択において今まであまり注目されてきませんでしたが，経験の浅い術者にとっては非常に重要です。膝蓋骨の置換・非置換［膝蓋大腿（patellofemoral；PF）関節OAの程度の判断が必要］やセメント固定（骨質の判断が必要）に関しても同じようなロジックで議論を進めることが可能です。

▶手技の選択と万能性

判断を回避したほうがよいという前の項目とも関連しますが，選択した手技がすべての症例で使えれば，それに越したことはありません。つまり禁忌となる（しないほうがよい）症例のない術式を選ぶということです。すなわち，以下といえます。

> ①PCL温存→PCLが消失している場合もある。
> ②膝蓋骨非置換→関節リウマチ（rheumatoid arthritis；RA），PFOAなどでは置換せざるをえない（置換したほうがよい）。
> ③ノンセメント→骨質の悪い症例ではセメント固定せざるをえない（セメント固定したほうがよい）。

いずれの選択肢にも適応できない（あるいは高い確率でしないほうがよい）症例が存在します。これと対照的にPCL切除，膝蓋骨置換，セメント固定を選べば，すべての症例に適応可能です。そしてこれも重要なポイントですが，EBMの見地からは両者の成績は控えめにいっても差がない，つまり失うものは何もないのです。

読者がまず上記の手技を学ばなければならない大きな理由は，この1つの手技で全症例に対応できるという万能性にあります。

▶Gap vs. Measured

はじめにお断りしておきますが，私はmeasured resection法を否定するわけではありませんし，それでよい成績を得ている術者も大勢いることもよく知っています。私がgap techniqueを推奨する理由は，私が強調してきた「判断がいらない」あるいは「万能性」という立場からではありません。

①基本的理念

第一の理由はそもそも論になりますが，PCL切除との相性の問題です。歴史的にみるとPCLの処理は単にその構造物を切離するか否かの問題ではなく，gap theoryとjoint line theoryという基本的なコンセプトの二者択一と深く関連しているのです。すなわちPCLを温存するなら，その機能を保つためにjoint lineを維持する

measured resection法が理にかなっています。逆にPCLを切除すると十字靱帯がすべてなくなるためギャップの変化が予見しにくく，gap techniqueを用いた骨切り位置の調整が必要になります。つまりPCLを切除するからには，その基本的な理念が一致した手術手技，つまりgap techniqueで行うほうが理にかなっているのです。

②学習効果

第二の理由は，学習効果についての違いです。Measured resection法では決められた量の骨切除を行った後でギャップを評価してバランスを整えます。平たくいえば，切ってからできた隙間を評価することになりますので，これをいくら繰り返しても，出たとこ勝負の繰り返しで進歩は望めません。つまり症例を重ねても上手になりにくいのです。単純さという面ではmeasured resection法に分があるでしょうが，本当に肝要な部分の判断力のトレーニングは，手術手技の速やかな向上，ひいてはlearning curveの減少のために必要なのです。

Gap techniqueでは軟部組織の「気を読んで」骨切り位置が決定されますから，切る前に色々情報を得て，考える機会があります。骨切り位置，軟部組織の状態，インプラントサイズなど色々なパラメーターを変えてシミュレーションが可能なのです。さらに骨切り量，できたギャップの大きさ，傾きなどを記録すれば，自分の手技に対するフィードバックが得られ，次の手術に活かせるのが最大の利点といえるでしょう。読者の皆さんがmeasured resection法でいくら手術を繰り返しても進歩はありません。

本項の内容については異論もあるでしょうが，私は次のことだけは確かだと思っています。

「現状を冷徹に分析すると不愉快なこともあるが，それなしには正しい対応策は立てられない」

私たちは患者さんの体にメスを入れるという，本来練習・失敗の許されない特殊な技能を身に付けようとしています。そのときに求められるのは，どんなに不愉快であろうと自分の限界をしっかりわきまえ，健全な「畏れ」をもって手術に臨むことしかないのです。

手術の前に

術前計画

「術前計画なんて，いらない」

入念な術前計画が重要であるということは折に触れ強調されます。そのようななか，いきなりの暴言でお怒りになる方もおられると思います。近年のCT画像の高解像度化とコンピュータ処理技術の進歩は，詳細な三次元シミュレーションを術前に行うことを可能にしました。PSI（patient specific instrument）とよばれる技術は，それを突き詰めた手術手技として広まりをみせています。

しかし私は普通の症例であれば，術前計画をしなくても特に不自由は感じません。これは決して自慢しているのではなく，（これ以上のお怒りをまねかないためにも）より正確に表現すれば「術前計画の有無で手術の結果が有意に変わらない術式を採用している」ということに過ぎません。三次元術前計画を熱心にする医師をみるにつけ，私はそれがご当人にとってのロマンの追求，趣味ではないのかと感じてしまうのです。念入りな準備が有用なら推奨されるべきでしょうが，あまり役に立たないのなら普通の人は手間をかける必要はありません。

本項では，さまざまな条件付きではありますが，この暴言とも非難されかねない主張に意外に妥当性があるのだという話をしていきます。

TKAの骨切り

はじめに，TKAにおける骨切りにはどんなものがあるか考えてみましょう。**図1**のなかで，①脛骨近位端と②大腿骨遠位端が伸展ギャップを，①脛骨近位端と③大

図1 TKAの骨切り部位

①脛骨近位端
②大腿骨遠位端
③大腿骨後顆
④大腿骨前面

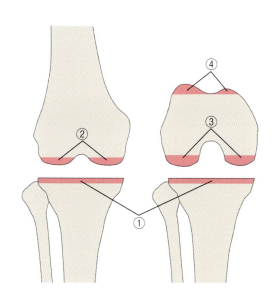

腿骨後顆が屈曲ギャップを形成します．①はどちらにも含まれますから，脛骨の骨切りは伸展・屈曲ギャップの両者に同じように影響を与えることになります．また②が伸展ギャップのみに，③が屈曲ギャップのみに影響するということも容易におわかりいただけるでしょう．④大腿骨前面に関しては，③とインプラントサイズが決まれば自動的に決まり，注意点としてもノッチを作らないことぐらいですので，ここでは論議はしないことにします．

▶骨切りの解剖学的指標

①〜③の骨切りの指標となる解剖学的指標は以下のようになります．

①脛骨近位端
　冠状面：足関節内・外顆
　矢状面：脛骨骨軸，脛骨前面
　水平面：脛骨前後軸（Akagi line）
②大腿骨遠位端
　冠状面：大腿骨頭
　矢状面：大腿骨遠位部，大腿骨頭
　水平面：③に準ずる
③大腿骨後顆（Gap techniqueでは骨指標は参考程度）
　大腿骨内・外側上顆，大腿骨後顆，Whiteside line

▶大腿骨後顆の骨切り

CT画像であれ，MRI画像であれ，可視化されるのは骨（軟骨）形態に限定されます．術者は三次元構築された骨をコンピュータ画面でみながら，前述の解剖学的指標を同定して，インプラントの設置位置（骨切除位置）を決定することになります．当たり前ですが，軟部組織の状態は把握できませんから，術前計画はmeasured resection法を突き詰めて行うためのものであるといえるでしょう．ところがgap techniqueでは軟部組織の状態により，③の大腿骨後顆の骨切除量を変化させてギャップの調整を行います．つまりこの③に関しては術前計画をしないのではなく，「しようとしても，できない」のです．大腿骨後顆の骨切り量がさまざまですので，インプラントサイズは決定できませんが，これは全サイズを準備しておくことで対応できます．術前計画はサイズを決めるためのものではありませんし，また決める必要もないのです．

▶脛骨近位端の骨切り

それでは，①脛骨近位端と②大腿骨遠位端骨切りはどうでしょうか？　この両者については，機能軸が膝関節中心を通る（これには異論もありますが）という明確な目標があるため，詳細な術前計画が有用である可能性があります．

まず脛骨近位端の骨切りを考えてみましょう．目標は術後機能軸が膝関節中心を通るようにすることとします．これを三次元でシミュレーションするには，

①脛骨の前後軸（正確な正面）の設定
②脛骨の骨切りレベルの設定
③インプラントサイズの決定

が必要ですが，実際は（私は経験がないので正確には学会などで講演を聞いていると），これらの要因がお互いに関連し，優先順位が問題で思ったほど容易ではないようです。私の経験不足，理解不足もあるでしょうが，脛骨近位端の三次元術前計画の議論については机上の空論という気がしてなりません。なぜなら術中に学会で議論されるような問題に直面した経験がないからです。

強調したいのは，この脛骨骨切りのための解剖学的指標はすべて術者が視認し，触知することができるということです。すなわち足関節内・外顆も脛骨前縁も容易に視認，触知できる指標なのです。現実的な目標は「脛骨コンポーネントの垂直二等分線が足関節中心を通る」ように骨切りすることになりますから，まずコンポーネントの回旋とサイズを決めないと話が始まりません。だからまず切りすぎないことと，後傾を付けないことだけ注意して，プレカットのつもりで大まかに骨切りすればよいのです。すると脛骨近位端の骨切り面が視認できますから，インプラントサイズが決定できます。そして図2のような方法でその二等分線が足関節中心を通るか確認します。この時点では，回旋もインプラントサイズも決定されているので，注意すべきは確認する方向（ピンの方向）だけになります。

そして脛骨近位端の骨切りに関して術者が本当に熟練しなければならないのは，この時点での微調整のための骨切りのテクニックなのです。それさえできれば最初の骨切りに関しては，プレカットと考えれば，それほど慎重になる必要はないというのが私の現在の考え方です。

▶大腿骨遠位端の骨切り

次に大腿骨遠位端の骨切りを考えてみましょう。この際に指標となるのは大腿骨頭ということになりますが，これは術者がいくら熟練しても（超能力でも使わない限り）視認，触知することはできません。大腿骨頭はTKAにおいて，どうしても可視化できない唯一の解剖学的指標なのです。この対策としては，三次元術前計画により

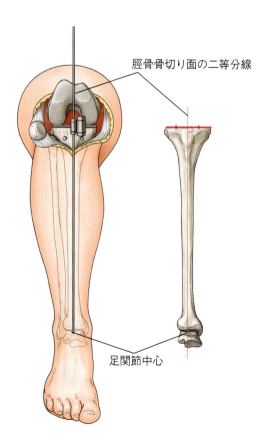

図2 脛骨近位端の骨切り

大腿骨遠位端の内・外側の骨切除量を計算し，術中に再現することが有用です。さらに遠位端の骨切り面の形状も知ることができますから，それが予想通りであれば，自信をもって骨切りすることができます。このように術中にどうしようもない場合には詳細な術前計画が有用であることは間違いありません。

▶ポータブルナビゲーション

しかしこの問題の解決策として近年画期的な進歩がありました。小型化された加速度計を用いたポータブルナビゲーションシステム（KneeAlign®2, Zimmer Biomet社）が，大腿骨頭を非常に簡便に，侵襲なく，正確に同定することを可能にしたのです。これは私のような大腿骨頭の同定に不安は感じていたものの，イメージを用いた髄外法や術前計画は面倒だという不精者にとっては願ったり叶ったりの方法でした。KneeAlign®2には正確なだけでなく，髄内ロッドを挿入しないことによる出血量の減少という副次的な効果もあり，今や私にとっては必要欠くべからざる器械になっています。コストが唯一の問題点として残ってはいますが，少なくとも正確な骨切りという立場からは大腿骨遠位端骨切りに関しても術前計画は不要となったのです。

だから術前計画は必要ない

最後になぜそれぞれの骨切りに術前計画が必要ないのかまとめておきましょう。

①脛骨近位端：術前計画が煩雑で不確定要素が多い。術中の微調整のほうが重要。
②大腿骨遠位端：ポータブルナビゲーション（KneeAlign®2）の導入。
③大腿骨後顆：Gap techniqueでは不要（不能）なため。

だから「術前計画なんて，いらない」のです。

読者の皆さんが本項のはじめで読んだときより心静かに耳を傾け，少しでも納得されたのであればうれしいです。

> 本項の主旨は「術前計画の意味の再考」であり，術者の皆さんが術前にあれこれ考え，シミュレーションすることがまったく無意味であるということでは決してありません。特に経験の少ない術者にとっては，術前に色々考えることは非常に重要ですし，術者の義務であるといっても過言ではありません。
>
> 術前計画の具体的な方法については，多くの教科書に優れた記載がありますのでそれらを参照してください。
>
> 私が強調したいのは，もしやるのなら自分の手技との整合性も考えたうえで，何を何のために計画しているのか，をしっかり理解して行うほうが役に立つということです。あなたがこれらの点を曲解するような「適性の低い」読者でないことを信じています。

手術の実際

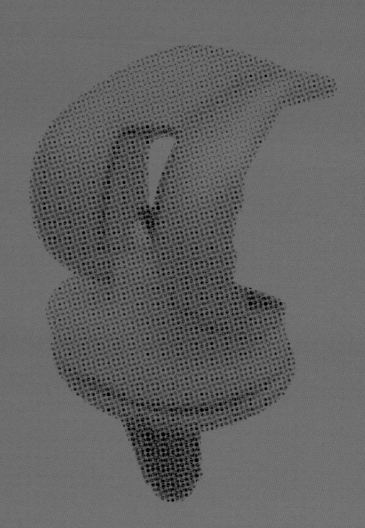

手術の実際

手術のセッティング

どのようなセッティングで手術を行うかについては，術者，施設により千差万別であり，どれが優れているというものではありません。私は今でも手術をみるのが好きで，機会をみつけて他の人の手術をみにいきます。その大きな理由は手術手技自体をみて学ぶことはもちろんですが，多数の症例をこなしてきている施設での手術場の環境（セッティング，患者さんの出し入れ，機材の準備）などが時の試練を経ている（stand the test of time）だけあって，無駄が省かれていて，得るところがとても多いからです。

本項では当施設で私が現在行っている方法を紹介しますが，まだまだ完璧とはほど遠く，改善の余地があると思っています。それでも読者の皆さんが私のやり方のなかで「いいな，なるほど」と思った部分を取り入れて，少しでも快適な環境で手術に臨んでいただけたら幸いです。

術中の下腿の位置

TKAの術中に必要とされる膝の屈曲角度としては，

①伸展位
②軽度屈曲位
③90°屈曲位
④120°程度の屈曲位
⑤深屈曲位（140～150°屈曲）

とさまざまで，それぞれのステップで操作しやすい膝の角度があります。助手の重要な役目の1つは，回旋も含めた下腿の位置を術者がやりやすいように変えて保持することです。これにはさまざまな方法がありますが，以下に当施設で用いている方法を示します。

▶**当施設の方法**

仰臥位で駆血帯を装着し，膝関節屈曲角度の維持のためには長方形の枕を用います。手術台の遠位端に支持器を装着し，短径で膝関節90°，長径で120°程度の屈曲位になるような大きさの枕を作製しておきます。これはナースが布覆布を折り畳んで芯を作り，その上をディスポーザブルの覆布で包み，テープ固定したものです（**図1**）。深屈曲位は布覆布（200×200cm）を円筒状に巻いて作製した直径約15cm，高さ25cm程度の枕を，上記の枕と組み合わせて使用します。また患肢の大腿外側に支持器を装着して膝関節の位置を保持します。

膝関節屈曲位を保持するためのさまざまな専用器具も市販されていますが，足関節の視認性を妨げることや，回旋をコントロールしにくいなどの欠点があります。以前は，手術台に支持器を2つ取り付けて屈曲角度を調整していましたが，この方法は手術台の上に凹凸が多くなるという欠点があり，現在は前述の方法が一番簡便で有用であると考え行っています。

図1 手術体位

a：90°屈曲位

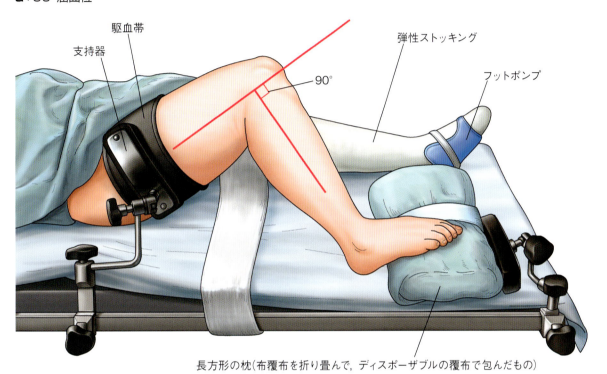

長方形の枕（布覆布を折り畳んで，ディスポーザブルの覆布で包んだもの）

b：120°屈曲位

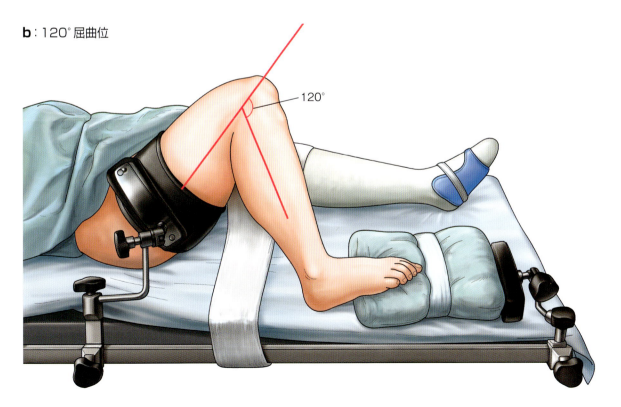

▶**最新の改良法**　前述の方法では，ナースが術前に長方形の枕を作製しなければなりません。それ自体手間ですし，その出来上がり（サイズ，固さ）にも微妙に作製者により差があり，常に同じ大きさ，質感のものが得られるわけではありません。

私はこうしてます！

　現在は，図2のサイズの滅菌可能なプラスチック製の枕（台）を使用しています（豊岡中央病院　浜口英寿先生考案。Zimmer Biomet社より販売予定，図2a）。これはもともと，短径が90°屈曲位，長径が120°程度の屈曲位を保持するために設計されたものです。しかしかなり重量があり，いちいち方向を変えるのが面倒なため，現在はプラスチック製の枕（台）と，覆布を丸めた円筒形の枕を組み合わせることにより伸展位，90°，120°，深屈曲位を得られるように工夫しています。

図2　下腿の位置

a：プラスチック製の枕

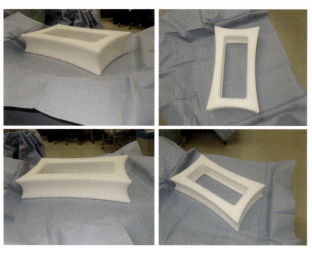

b：90°屈曲位

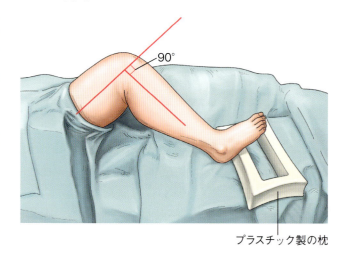

プラスチック製の枕

c：120°屈曲位

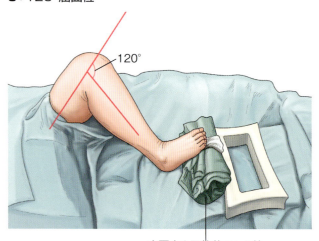

布覆布を円筒状にした枕

d：深屈曲位

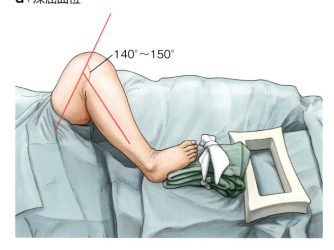

ここで考案者である浜口英寿先生ご自身の使用法を紹介しておきます(図3)。読者の皆さんも各自工夫してみてください。

図3 浜口英寿先生による使用例

a：下肢支持器の設置（屈曲30°基準）

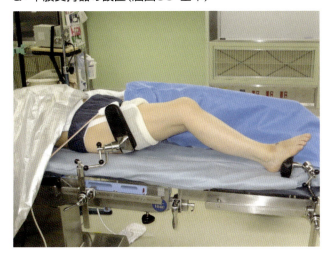

b：ドレーピング後

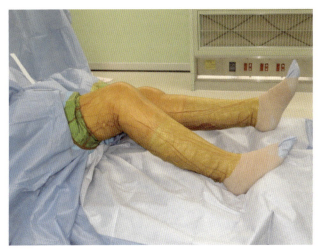

c：横置き（踵）90°屈曲位

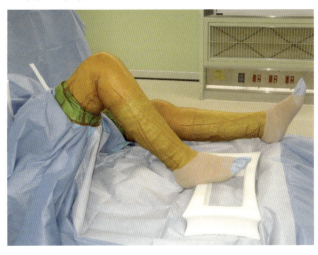

d：横置き（つま先）120°屈曲位

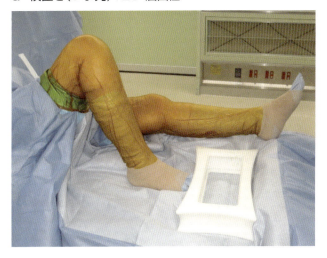

e：縦置き（つま先）最大屈曲位

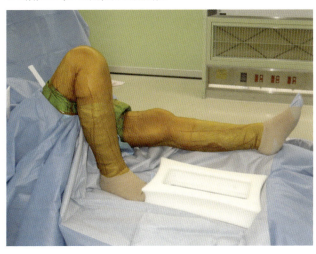

f：縦置きの別使用法

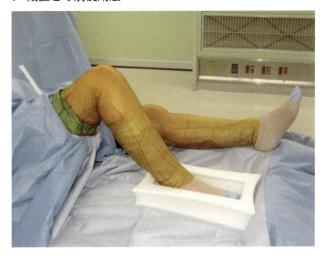

術者の立ち位置

　術者の立ち位置は施設により異なります。私は右足でも左足でも患者さんの右足側に立って手術をします（図4）。しかし右足と左足で立ち位置を変える（手術する足側に立つ）術者もかなりおられます。これはどちらがよい，という問題ではなく，施設（出身医局により大分差があるようです）のやり方で，指導医のするままに行っているのが実情でしょう。学会などでもあまりにも基本的なことであるためか，あまり話題にされることはありませんが，手術を覚える際の最初のステップとして軽視してはならない項目だと考えます。

図4 術者の位置

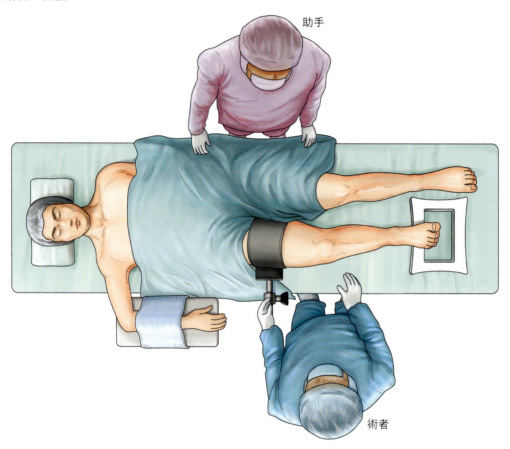

▶患者さんの右足側に立つ

　右膝を右足側に立って行うのはごく自然なやり方でしょうが，左膝を左足側に立って行うには左手をある程度上手に使えないとうまくいきません。色々な術者の手術をみて思うことは，手術する足側に立つのは左手がうまく使えて，器用な術者が多いということです（修練してうまくなったのかもしれません）。残念ですが，私自身は左手をうまく使えませんので，すべての操作が右手主体で行えるように，常に患者さんの右足側から手術をすることにしています。

　「外科医は左右の手が同じように使えるように修練すべきである」という先生もおられますし，それはそれでごもっともな意見だと思いますが，器用な人には簡単にできることが，なかなかできない人も現実にたくさんいるのです。何よりも修練する過程で，発展途上の左手で手術されると患者さんにとっては迷惑以外の何ものでもありません。

　本書では，術者が右利きで，一般的凡人整形外科医であると自覚されているなら，まずはすべての症例で患者さんの右足側に立って手術することをお勧めします。

手術の実際

皮切および関節の展開

皮切の位置

皮切は，正中縦皮切（anterior straight longitudinal incision）で行います（図1a）。他の皮切も成書には記載されていますが，とりあえず必要ありません。

細かな留意点としては，術後に畳や床へのひざまずき動作を行う際に直接当たらないように，全体として少し内側に寄せるか（図1b青線），脛骨粗面直上を避けて遠位部でやや内側に偏位するように微調整するほうがよいでしょう（図1c青線）。

▶ 再手術の際の皮切

皮切について本当に考慮しないといけないのは，以前の手術創がある場合だけです。膝関節前面の皮膚の血行は主に内側より供給されるので，皮弁への血行障害を避けるために，以下に挙げた原則に留意することが重要です。

① 以前の手術創を再利用，または延長して手術を行うのが大原則（図2a）。
② 複数の縦皮切が存在している場合は，以下の順で選択して再利用する（図2b）。
　a. 最新のもの（most recent）
　b. 最も外側のもの（most lateral）
③ どうしても別の縦皮切が必要な場合は，古い手術創と約四横指の間隔を確保する（図2c）。
④ 横皮切が存在する場合は，できるだけそれと直行するように縦皮切をカーブさせる（図2d）。

図1　皮切

| a：正中縦皮切 | b：少し内側寄りの皮切 | c：脛骨粗面直上を避けた皮切 |

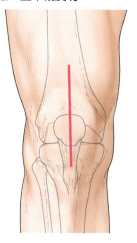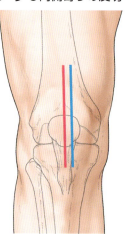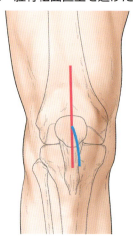

皮切および関節の展開

オススメのちょっとした**コツ！**

　細かい工夫として私は，外側皮弁が筋膜層と剥がれないように1針かけて固定するようにしています（図3a）。これは外側の皮弁への血行を維持するためで，特に関節リウマチなどで術後皮膚の治療に障害が危惧される場合に有意義であると考えています。また膝蓋骨のトラッキング調整のために外側支帯解離を行った際に，関節腔と外界との直接の交通が防げられることも隠れた利点といえるでしょう（図3b）。

図2 再手術時の皮切

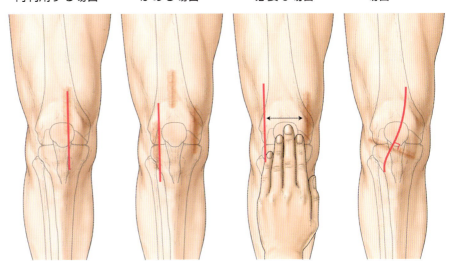

a：以前の手術創を再利用する場合　b：複数の手術創がある場合　c：別の縦皮切が必要な場合　d：横皮切がある場合

図3 外側皮弁の固定

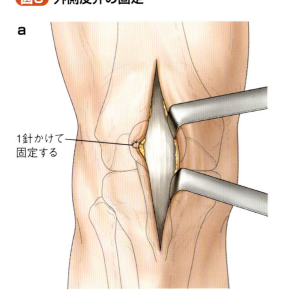
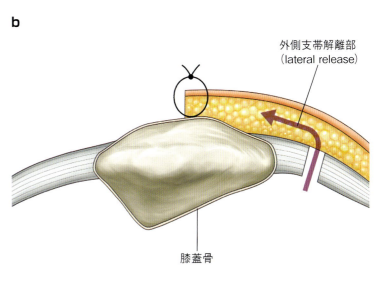

a：1針かけて固定する

b：外側支帯解離部（lateral release）／膝蓋骨

23

ここだけは押さえよう！

皮切と関節の展開に関して留意することを1点だけ述べておきます。それは皮切および脂肪層の切開を，できるだけ一気に筋膜まで達するように直線的に深めて，内側への剥離は筋膜（骨膜）の直上で行うように心がけることです（図4）。これは皮弁への血行を維持し，皮膚の血行障害を最小限にするために重要なポイントです。

図4 皮切時のコツ

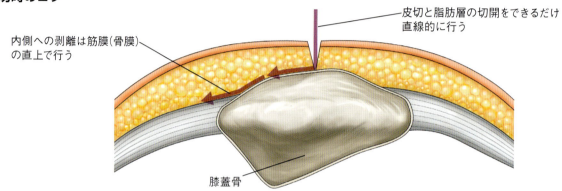

- 皮切と脂肪層の切開をできるだけ直線的に行う
- 内側への剥離は筋膜（骨膜）の直上で行う
- 膝蓋骨

最小侵襲手術（MIS）について

MIS（minimum invasive surgery）は本書の読者には不要です。忘れてください。MISの功罪について詳しく述べることは本書の趣旨からはずれますので，ここではあるデータを示すに留めておきましょう。図5はMIS-TKAの日本人工関節学会での演題数を集計したものです。MIS-TKAが，一時のブームの後，急速にその関心が失

図5 MIS-TKAの日本人工関節学会での演題数

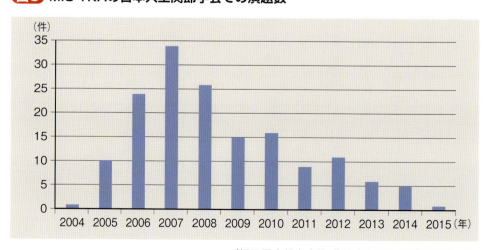

（坂下厚生総合病院 菊地忠志先生のご厚意による）

われ，役割を終えつつあることがよくおわかりいただけるでしょう。**MISは（少なくとも本書の読者層には）必要なく，忘れ去ってよい手技です。決して皮切の長さを気にしてはいけません。**

関節内への進入法

関節内への進入法についても**内側傍膝蓋進入法（medial parapatellar approach）で決まり**です（図6a）。**外反変形も含めて他の方法は必要ありません。**

教科書的には関節内への進入法としてmedial parapatellar approachと並んで，①Midvastus approach，②Subvastus approach，③Lateral approachの記載があるのが普通ですが，本書の読者にはこれらは必要ありません。なぜなら**どんな症例にでも対応可能で，いざとなったら近位へ必要に応じて延長できるのはmedial parapatellar approach以外にはない**からです。

▶Mid, subvastus approach

理論的に考えてみましょう。Midvastusおよびsubvastus approachは，程度の差はあれ，内側広筋を温存し，大腿四頭筋全体の構造を維持しようとするものですから，当然膝蓋骨の安定性には有利で，筋力回復も良好であろうことは容易に想像できますし，実際そうなのでしょう。しかし内側から進入するのであれば，必ず大腿四頭筋を外側によけて手術することになりますので，内側広筋の温存と良好な手術視野の確保とは明らかに相反する目標です。ですから大腿四頭筋本体への内側広筋の付着部を温存すればするほど（大腿四頭筋全体の構造維持に留意すればするほど）膝蓋骨の翻転に要する力は大きくなり，困難になります（図6青矢印）。ですからmidvastusおよびsubvastus approachには高度肥満，関節拘縮といった禁忌ともいえる症例があるのはいわば当然の帰結でしょう。

図6 関節への進入法

a：Medial parapatellar approach

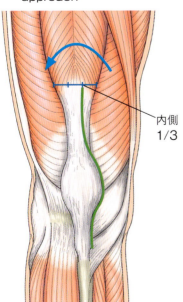

内側 1/3

b：Midvastus approach

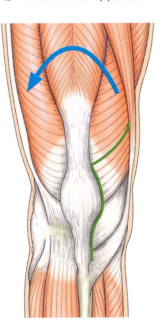

c：Subvastus approach

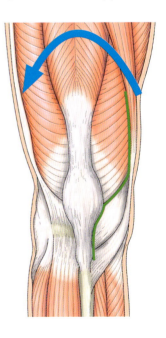

▶術式選択の原則

ここで「術式選択および機種選択」の項でも述べた術式選択の原則を思い出してみましょう。

①選択肢は少ないほどよい(判断力がいらないほうがよい)。
②症例を選ばないのがよい。

読者の皆さんがまずmedial parapatellar approachを行わなければならない最大の理由は，この1つの手技で全症例に対応できるという万能性にあります。本書の主旨からいえば，これだけでも関節内進入法についての議論に終止符を打つのには十分でしょう。さらにEBM(evidence-based medicine)の見地からは，これら3つのアプローチの術後成績は(少なくとも長期的には)差がない，つまり失うものはほとんどないのです(苦労しても得るものはほとんどないといってもよいでしょう)。

▶Medial parapatellar approachの実際

教科書には図6に示したような幅広い大腿四頭筋腱が描かれていて，その内側1/3を目安に縦切すると記載されています。しかし実際には多くの症例で内側広筋が大腿四頭筋腱に斜めに覆い被さるように付着しており(図7)，慣れない術者にはイメージしていた景色と違って，どこで切開を入れたらよいか迷うこともあるようです。

私はこうしてます！

成書にも切開部の細かい記載はありませんが，私は以下の原則で切開位置を決めています。
①大腿四頭筋腱の修復のための最小限の縫いしろを遠位部で確保する(3～5mm程度)。
②近位方向には線維方向に裂いて切開する(メイヨー剪刀で押し切りする，図8)。

図7 大腿四頭筋腱の切開位置

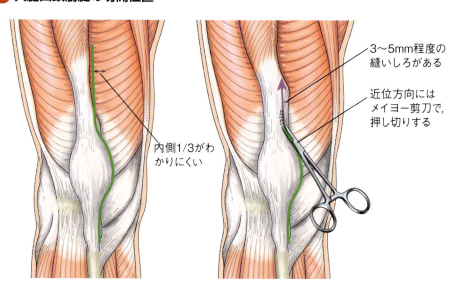

図8 Medial parapatellar approachの実際

a：3〜5mmの縫いしろ確保　　b：縫合位置のマーキング　　c：メイヨー剪刀での押し切り

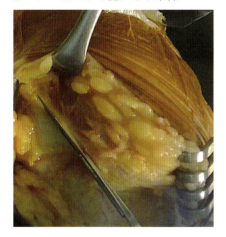
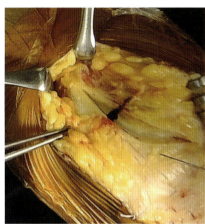
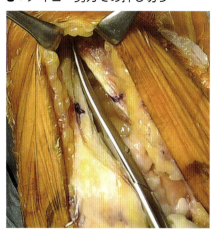

外反変形に対する外側アプローチ

　外反変形に対する外側アプローチについては，①変形の凹側から進入するために，展開自体が解離を兼ねる，②弛緩性のある（かもしれない）内側軟部組織を解離しない，という明らかな理論的根拠があり，抗いがたい部分もあります．実際私も術前内反ストレス撮影で矯正できないような固い外反変形膝（fixed, stiff or irreducible valgus deformityと称される）に対して行った時期があります．そして経験豊富な術者が外側アプローチで上手に手術するのもみてきました．

　それらを踏まえたうえでの結論ですが，現在は外反変形膝に対しても全例medial parapatellar approachで行っています．

　その最も大きな理由は「滅多にしかしない外反膝を通常と異なる視野からみたくない」からです．関節リウマチに伴う著明な外反変形膝は，薬物治療の進歩により少なくなってきています．もともとわが国では外反型膝OAは少ないですから，外反膝の手術は年間約250例のTKAを行う当施設でも年間5例程度，つまり2〜3カ月に1例程度ということになります．外反変形膝は大腿骨外側後顆部の低形成があり，大腿骨コンポーネントの回旋位置決定が大きなポイントになりますが，外側アプローチだと「慣れない形の大腿骨を慣れない角度からみる」ことになり判断に戸惑います．内側アプローチで行っても内側剥離は最小限にして手術しますので，視野の確保という意味で内側アプローチに大きな利点があるわけでは決してありませんが，見慣れた位置から回旋も含めた全体のアライメントを確認できる，つまり「自分の土俵の上で」判断が可能であることが最も大きな選択理由です．

　また，外反変形膝では内側（大腿骨側，脛骨側も含めて）後内側部に免荷による骨粗鬆症が起こるのが普通ですが，外側アプローチではこの部分の視野が不十分で，術中操作により，予期しない陥凹や骨折が起こる可能性があることも無視できません．

◆見慣れた風景で手術する

　再置換術や高度変形例にも当てはまりますが，慣れない症例，難治症例だからこそ「何とか自分の見慣れた風景（土俵）にもってきて，そこで判断，工夫する」というスタンス，考え方が安全な手術，ひいては再現性の高い手術を行うためには重要でしょう．そのためにはどんな症例でも常に同じmedial parapatellar approachで症例を積み重ねていくことが重要なのです．

膝蓋骨の翻転について

　膝蓋骨を含めた伸展機構については，外側によけるだけの方法もありますが，私は原則的に翻転して手術を行います。その最大の理由は，翻転すれば深屈曲位にしたときに伸展機構の緊張が比較的低くなるからです。脛骨コンポーネントの回旋位置をしっかりコントロールするには，脛骨の骨切り面全体を俯瞰的にみる必要があります。その際には後方にレトラクターを挿入して脛骨を前方に引き出しながら深屈曲位にしますが（図9），後外側までの良好な視野は膝蓋骨を翻転しないとなかなか得られません。膝蓋骨を外側によけただけでは伸展機構の緊張が高くなり，屈曲角度が増えれば増えるほど後外側の視野が不十分になりがちです。

　肥満や伸展機構の拘縮があり，はじめは膝蓋骨が翻転しにくい症例も確かに存在し，そのときは伸展機構を外側によけるだけで手術を進めることもありますが，その場合も手術操作が進めばほとんどの症例で翻転が可能になります。

▶**膝蓋骨が翻転しにくいとき**

　でははじめの段階で膝蓋骨が翻転しにくいときはどうすればよいのでしょう？以下に私が行っている対応を列挙しておきます。

①近位への切開を延長する。
②遠位部の膝蓋腱脛骨結節付着部を一部剥離する（図10）。
③大腿骨外側顆（膝蓋骨外側）の骨棘を切除する（図11）。
④外側の谷の滑膜切除，癒着剥離を行う。
⑤外側支帯解離を行う（図12）。
⑥膝蓋下脂肪体を切除して外側に展開を進め，脛骨近位端を剥離する（外側大腿膝蓋靱帯の脛骨付着部の切離？）。
⑦内側軟部組織剥離を追加して脛骨の外旋を増やす。

図9　脛骨骨切り面全体の視野の確保

a：実際の骨切り面確認時

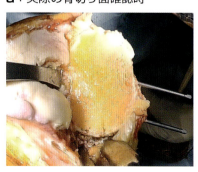

b：膝蓋骨翻転なし
深屈曲位で脛骨後外側がみえにくい

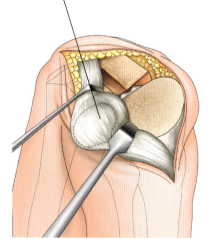

c：膝蓋骨翻転あり
深屈曲位で脛骨後外側までよくみえる

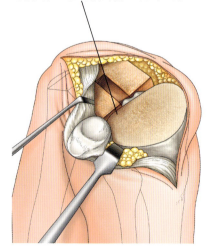

図10 膝蓋腱付着部内側の一部剝離

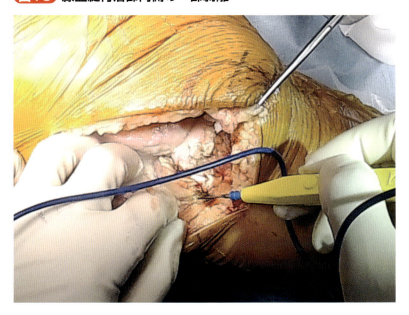

図11 大腿骨外側顆の骨棘切除

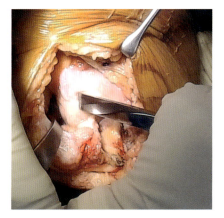
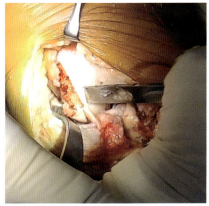
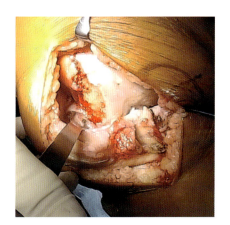

図12 膝蓋骨翻転のための外側支帯解離

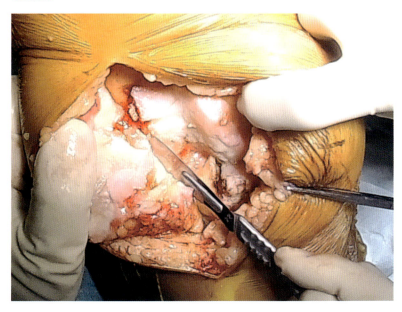

①に挙げた大腿四頭筋腱の切開の近位への延長は，最も基本的，かつ有効な方法としてまず試みるべき手技でしょうが，実はこれが可能なのはmedial parapatellar approachだけなのです．繰り返しになりますが，読者の皆さんがまずmedial parapatellar approachを行わなければならない最大の理由は，この近位に延長することで全症例に対応できるという万能性にあります．

　②の膝蓋腱付着部を一部剥離する手技は，膝蓋腱付着部が剥がれる危険があるとして推奨しない意見もあります．しかし私自身はこの手技は効果が確実ですので，近位への延長とともに最初に行っていますが，現在まで膝蓋腱付着部の剥離は経験していません．

　③〜⑤までの手技はお互いに無関係にみえるかもしれませんが，その目標，操作の効果はいずれも「膝蓋骨の外側縁を内側に引き寄せながら持ち上げる」ための手技と総括できます．これらの操作により膝蓋骨の内側への可動性を増加させるとともにスペースが作られ（図13），膝蓋骨が翻転しやすくなります．

　⑥については，成書にもあまり記載はありませんが，外側に剥離を進めていくと脛骨が外旋しやすくなることは確かに経験します．これが外側大腿膝蓋靱帯の脛骨付着部の切離と関連しているのかどうかは不明ですが，⑦の内側軟部組織剥離と合わせて行えば脛骨の外旋が容易になり，膝蓋骨の翻転がしやすくなるのはよく経験することです．

図13　膝蓋骨が翻転しにくいときの処置（③〜⑤）

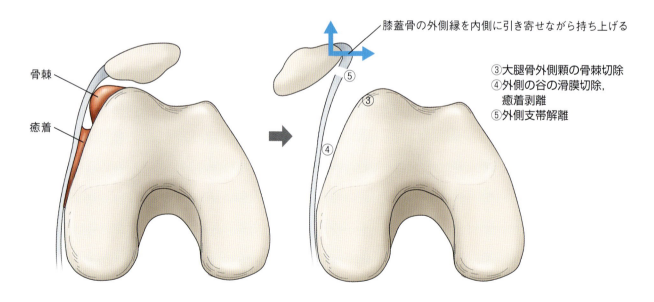

▶どうしても翻転できないときは？

①〜⑦の操作をすべて行ってもまだ膝蓋骨が翻転しにくい場合は，この時点で無理に翻転を試みる必要はありません。手術操作が進んで脛骨が外旋可能になれば，脛骨粗面が外方に移動しますから膝蓋骨が翻転しやすくなります。

実際に最後まで翻転できない場合もごくまれにありますが，「翻転せずに手術をする人もいるんだし…」ぐらいの気持ちで，とりあえず前に進むという割り切りもときには必要でしょう。

手術の実際

脛骨の前方脱臼と近位端骨切り

　脛骨近位端の骨切りはgap techniqueの際の基本的指標となるもので，非常に重要なステップです。この脛骨近位端骨切り面は屈曲・伸展ギャップ両者に関与するのですが，ここでTKAでの骨切りについてもう一度おさらいをしておきましょう。

　TKAにおける骨切りには**図1**の4つのものがあります。このうち，①の脛骨近位端骨切りは伸展ギャップと屈曲ギャップの両者に同じように影響を与えます。ですから屈曲・伸展ギャップは等しいけれど，その大きさ自体に問題がある場合は脛骨側の操作で対応可能なのです。一方，②の大腿骨遠位端の骨切りは伸展ギャップのみに，③の大腿骨後顆の骨切りは屈曲ギャップのみに影響します。ですから屈曲・伸展ギャップに不均衡がある場合には脛骨側の操作では是正できず，大腿骨側での調整が必要になるのです。これらはギャップ調整の際の基本となりますので，最初にしっかり頭に入れておいてください。

　しかしgap techniqueにおける脛骨近位端骨切りの本当の重要性は，前述のようなギャップの微調整の原則のためにあるのではありません。私たちのmodified gap techniqueの本質ともいうべき考え方は以下のように総括することができます。

ここだけは押さえよう！

「伸展位で調整された軟部組織スリーブをガイドとして，屈曲ギャップを決定する大腿骨後顆の骨切り位置（前後および回旋位置）を決定すること」

図1 TKAの骨切り部位

①脛骨近位端
②大腿骨遠位端
③大腿骨後顆
④大腿骨前面

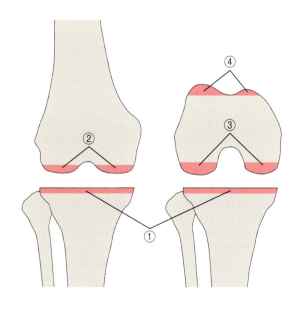

そして，その操作に際して常に指標となるのが脛骨近位端骨切り面なのです。この骨切り面の高さや傾き（内・外反）は，直接大腿骨後顆の骨切りの前後位置や角度に影響しますから，脛骨近位端骨切り面はgap techniqueを行うに当たっての基本的指標となります。つまり脛骨近位端骨切り面は海抜を測定する際の海面のようなもので，これが正確に定まらないと話が始まらないのです。

具体的には脛骨を前方に脱臼させて骨切りを行うために，次のようなステップで手術を進めていきます。

①脛骨内側軟部組織剥離
②膝蓋骨の翻転（関節の展開と関連してp.28で詳述しました）
③大腿骨内側/後方の骨棘切除
④脛骨の前方脱臼
⑤膝蓋下脂肪体および外側半月板切除

これらのステップは変形した膝関節の元の形状(prearthritic anatomy)を把握し，脛骨近位端骨切りの視野を得るための操作と総括することができます。

軟部組織剥離

「TKAは軟部組織剥離の手術である」とよくいわれます。この先達の教えは「ただ骨を切って，インプラントを挿入すればおしまい」という短絡的な（しかしmeasured resection法でよくみかける）手技を戒めるには，一定の効果をもってきたと考えられます。しかし近年は過剰な軟部組織剥離を避けることのほうがはるかに重要であることが，広く認識されるようになってきました。そこで本書ではあえて「TKAは軟部組織剥離の手術ではない（少なくとも軟部組織剥離が最も重要な手術ではない）」というアンチテーゼを提唱したいと思います。

本書で繰り返し問うているのは，「Learning curveを最小にして，誰でも簡単に手術するにはどのようにするべきか」という問題です。それを突き詰めることで，はじめて「あなた」が「正しく」手術する方法がみえてきます。もちろん，手術の方法に絶対的な正解があるわけではありませんが，(屈曲)ギャップを確実に整えるには，軟部組織剥離で行うよりは骨切り位置を調整したほうが容易です。

▶Gap techniqueでの軟部組織剥離

Gap techniqueでは軟部組織の緊張度に合わせて大腿骨後顆部の骨切り位置を調整すればよい（というより，調整するのが本質です）ので，屈曲ギャップ調整のための軟部組織剥離は原則的に不要なのです。大腿骨後顆部の骨切り位置を調整すれば屈曲ギャップは確実に変化しますが，軟部組織剥離で屈曲・伸展ギャップを別々に段階的に調整するための手技は確立されていません。ですから軟部組織剥離で屈曲ギャップを調整するのは難度が高く，それと対照的に骨切り位置を調整すれば簡便で，再現性よく行うことができるのです。この考え方には異論もあるでしょうし，経験を積んだ術者には別のやり方も当然存在するでしょうが，ここではこのような考え方の術者もいるのだということで読み進めてください。

▶脛骨内側軟部
　組織剥離

　内反変形膝に対する脛骨内側軟部組織剥離で最も重要なポイントは，前方で約二横指，側-後方で約一横指幅程度を目安にして，決して最初から広範な剥離を行わないことです。その理由としては，

①後の操作で骨棘を切除することにより，内反変形が矯正される
②内側軟部組織剥離が過剰になると，gap techniqueで屈曲ギャップを作製する際に大腿骨コンポーネントが内旋位になる
③内側軟部組織剥離を最小限にすると，gap techniqueで屈曲ギャップを作製する際に大腿骨内側後顆の骨切除量が多めになり，屈曲内反拘縮の同時矯正が期待できる

などが挙げられますが，一番大きな理由は，「軟部組織は剥がし過ぎたら戻れない。足りなかったら後で足せる」という至極現実的なものです。「過ぎたるは及ばざるがごとし(Too much can be as bad as too little)」ということわざがありますが，軟部組織剥離に関しては「過ぎたるは及ばざるよりはるかに悪い(Too much is much worse than too little)」のです。

▶脛骨前方の剥離

　最初に脛骨内側前方の骨棘の下部を少し剥離して，内側半月板の下にホーマン鉤を挿入し，内側側副靱帯(medial collateral ligament；MCL)を保護しつつ，圧排しながら剥離を進めていきます(図2)。

図2 前内側からホーマン鉤を挿入して骨棘下部まで剥離を進める

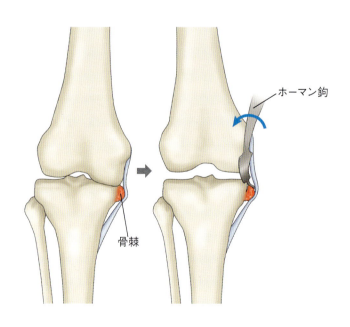
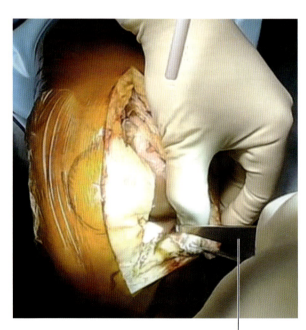

オススメのちょっとしたコツ！

剥離の際に確実に内側半月板の下にホーマン鉤を滑り込ませて，骨棘下部の骨膜に沿って剥離を進め，MCL浅層を脛骨内側部骨皮質の直上から解離していくことに留意してください。そのためにも最初の段階で骨棘下部の剥離を確実に行うことが大切です。

▶ 脛骨後方の展開

次いでホーマン鉤を後方に挿入し，徐々に下腿を内旋，屈曲させながら（胡座位）剥離を後方に進め，脛骨の後方を展開します。剥離操作は電気メスで行う術者もメスで行う術者もいますがそれは好みで，どちらがよいというものではありません。下腿を内旋，屈曲させながら，剥離を後方に進めていくと，前方では遠位に自然と軟部組織が剥がれて剥離が進んでいきますので，この前方部分が二横指以上剥がれないようにしてください（図3）。

ここだけは押さえよう！

後方への剥離は，私自身は通常の内反変形で屈曲拘縮が軽度の場合は前方で二横指，側方で一横指程度剥離するのを目安にしています（図4）。

図3 剥離を側方に進める

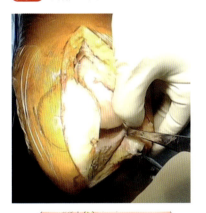

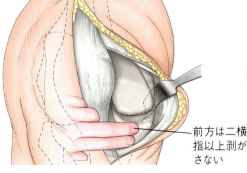

前方は二横指以上剥がさない

図4 側方への剥離の目安

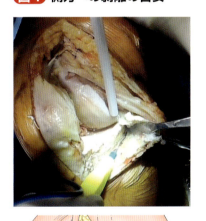

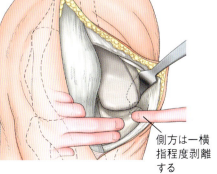

側方は一横指程度剥離する

▶**脛骨後方への剥離**

後方へどこまで剥離を進めるかについては明確な指標があるわけではありません。

しかし術前屈曲拘縮が10～15°以上存在する場合は，半膜様筋腱の付着部も含めて，脛骨の後方まで約一横指程度剥離を追加します。この後方剥離の程度については，大腿骨，脛骨の後方骨棘の影響に加えて，膝蓋骨翻転時の抵抗や下腿を外旋していく際に感じる「硬い膝か，柔らかい膝か」という主観的な判断もかかわってきますので，実際には「習うより慣れろ」で症例を重ねて自分なりの判断基準を作っていくしかないともいえます。

しかし，いずれにせよ「不足ならば後で足せるが，いき過ぎると戻れない」ので，慎重に段階的に進めていくことが大切です。一見器用で手術が上手にみえても，「大胆な（無神経な，雑な）」術者が一番危なっかしく，矯正困難なものです。「だろう手術」ではなく「かもしれない手術」を心がけ，慣れないうちは「石橋を叩いて渡る」慎重さをもって剥離を進めてください。

この段階で脛骨前方－内側の骨棘の切除を併せて行っておきます（**図5**）。特に前方の骨棘は脛骨骨切りガイドを設置する際に正確な設置の妨げになりますので，確実に切除しておくとよいでしょう。

図5 脛骨前方–内側の骨棘切除

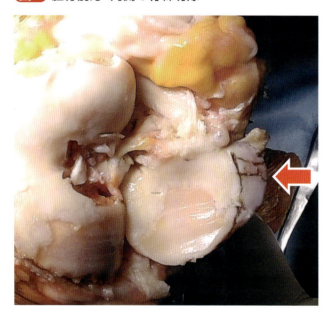
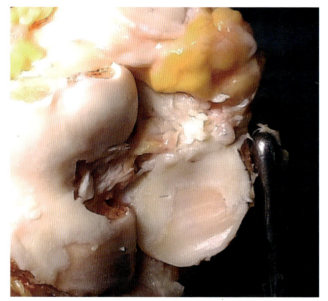

膝蓋骨の翻転

このステップについては「皮切および関節の展開」（p.28）で記載しましたので，そちらを参照してください。

大腿骨内側/後方の骨棘切除

膝蓋骨を翻転して，膝関節を屈曲すると膝全体が視野に入りますので，まず最初に大腿骨内側顆の骨棘切除を行います。

通常は大きめのリウエルで切除していきますが，その際の留意点として，以下を挙げます。

①リウエルの片方の刃を骨皮質に当てて切除する（図6）。骨棘というのは骨皮質の延長より飛び出した部分ですから，このようにして一番基部から切除すれば，何度も同じ骨棘を切除せずに済みます。

②前方より遠位部に向かって切除を進め，元の（prearthritic）大腿骨内顆部の輪郭をはっきりさせる（この大腿骨内側部の輪郭を出す操作は，次に行う遠位から後部への骨棘切除のための指標となるので私は「ライン出し」と称しています，図7）。

③大腿骨内顆部の輪郭がイメージできれば，骨棘内側にホーマン鉤を挿入してMCLを保護しながら，遠位部の骨棘（図7①）をノミにて切除していきます（図8）。骨棘をノミで切除する際には，図9に示すように刃先が海綿骨のなかに入っていくのではなく，刺入方向に突き抜けるような方向にノミを向けることに留意して行ってください。

④その後，さらに屈曲を深めて後方の骨棘（図7②）を切除します（図10）。この部分の骨棘の切除は屈曲内反拘縮の矯正に有効ですので，確実に切除することが望まれます。もしこの段階で取り切れなくても，脛骨近位端の切除後には作業スペースができますので，再度この部分の骨棘を確認し追加切除することができます。

図6 リウエルによる骨棘の切除

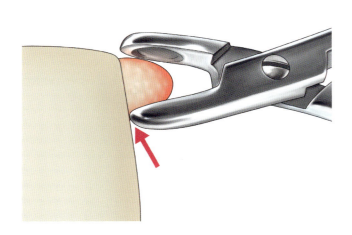
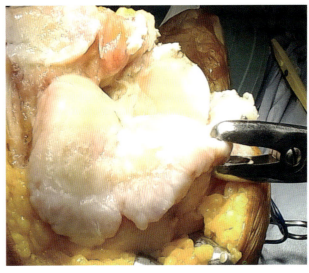

図7 大腿骨内側部の輪郭を出す

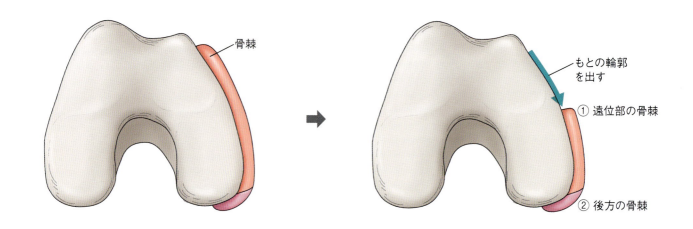

骨棘

もとの輪郭を出す
① 遠位部の骨棘
② 後方の骨棘

図8 遠位部の骨棘切除

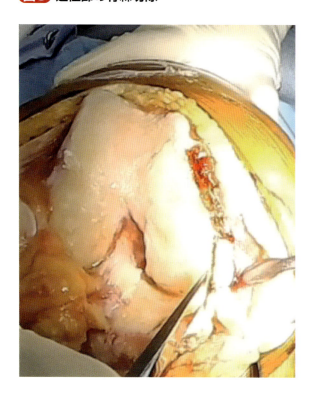
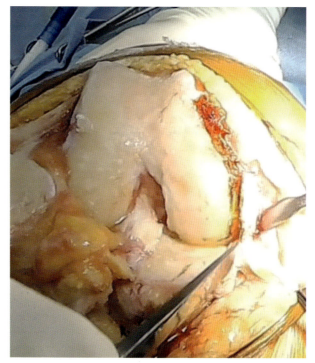

図9 骨棘を切除する際のノミの刺入方向

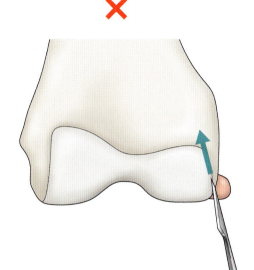
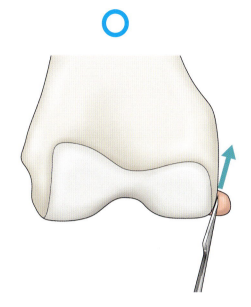

図10 後方の骨棘切除

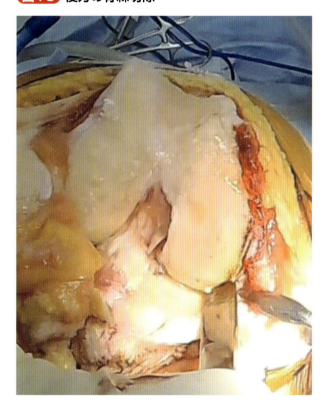

脛骨の前方脱臼

このように軟部組織剥離を最小限にして手術を進めていくと，内反変形は当然，矯正不足になりますし，脛骨の近位端骨切りのための前方脱臼は当然しにくくなります。

まず内反変形が残存することに関しては，この段階では許容すればよいでしょう。今後の操作が進むにつれ，内反変形はだんだん矯正されますし，必要なら後で軟部組織剥離を追加することも可能ですから，この時点での内反の残存は大きな問題ではありません。この時点では内反変形が軽度残存するのはむしろ普通ともいえますので，気にせず，脛骨近位端の骨切りのステップに進んでください。

▶骨切りの順序

骨切りの順序（脛骨が先か，大腿骨が先か？）については，脛骨骨切りを完了してしまったほうが，その骨切り面を指標として屈曲・伸展ギャップの目安をつけられるという利点があり，私はほぼ全例で脛骨近位端の骨切りを最初に行っています。実際には大腿骨後顆の骨切りを行わなければ，視野の確保の意味から大腿骨遠位端だけ先に骨切りしても何ら問題はありません。しかしそれでどれほど視野がよくなるかについては私自身は懐疑的ですし，「どんな症例でも最小限の剥離で脛骨を前方脱臼させ，脛骨近位端骨切りを先に行える」ことを再確認するという気持ちで，ほぼ全例で脛骨近位端の骨切りを最初に行っています。

ですから一番の問題は，「内側剥離を最小限にした状況で，いかに脛骨を前方脱臼させて脛骨骨切りを行うか」ということになります。これに対処する手術手技を下に列挙しますが，これらの手技が当施設でのgap techniqueの最も重要で特徴的な手技かもしれません。

ここだけは押さえよう！

①大腿骨内側顆間部の骨棘を（健常骨も含めて）切除する。
②内側半月板後節の大腿骨付着部を切除する。
③脛骨近位後内方の近位へ伸びた骨棘を（健常骨も含めて）切除する。

▶大腿骨内側顆間部の骨棘切除

まず，大腿骨顆間部の骨棘（特に内側顆の顆間寄りの部分，図11）を健常骨も含めて，脛骨が前方に脱臼しやすいように切除します。大多数を占める内反型の膝OAでは，多くの症例でこの部分に大きな骨棘が存在し，それが脛骨の前方脱臼の阻害因子になっています。またこの骨棘は，後十字靱帯（PCL）の付着部を覆い隠すように増生しており，これを切除することにより術野がすっきりして，PCLの大腿骨付着部からの切離が容易になるという利点もあります。この操作により，大腿骨の後顆部の下に，脛骨が滑り出てくる空間を作ることがコツといえます。

まず顆間部に全周性に増生している骨棘の目安を付けてノミでそれらを切除します（図12）。

その後，大腿骨顆間部の骨棘（特に内側顆の顆間寄りの部分）を健常骨も含めてノミで切除します（図13赤線部）。この際は海綿骨に切り込んでいくような方向でノ

ミを進めても構いません。ここで切除するのは，後に大腿骨後顆部を切除する際にいずれにせよ切除してしまう部分ですので，思い切って骨切除してもほとんど固定性には影響することはありません。

この内側顆の顆間部の骨切除により図14に示すように，視野が随分スッキリとして，PCLの切除もしやすくなります。そして大腿骨の後顆部の下に脛骨が滑り出てくる隙間ができて，脛骨が前方に脱臼しやすくなっていることがよくおわかりいただけるでしょう。

▶内側半月板後節付着部の切除

さらに脱臼を容易にするための大切なステップは，内側半月板の後節付着部を切除することです（図15赤線および矢印）。内側半月板後節部損傷が膝OAの急性増悪因子であることが知られていますが，その形状からもこの部分が膝関節の前後安定性に大きく関与していると推測されます。ですからこの部分を切除すれば膝関節の安定性は低下し，脱臼しやすくなるのです。併せて外側半月板の後節部も同様に切除しておくとよいでしょう。

実際に，脛骨近位後面にホーマン鉤を挿入して，脛骨に前方に引き出す力を加えながらこの部分を切除すると，ガクッという感触とともに脛骨が前方に脱臼してくるのをしばしば経験します（Zimmer Biomet社の動画を参照してください）。

図11 大腿骨顆間部の骨棘切除部分

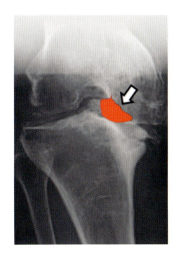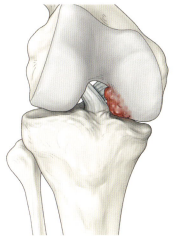

図12 顆間部全体の骨棘の切除

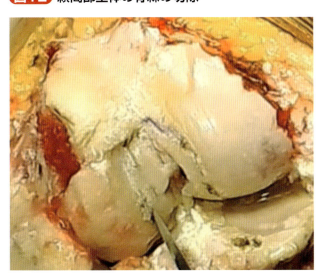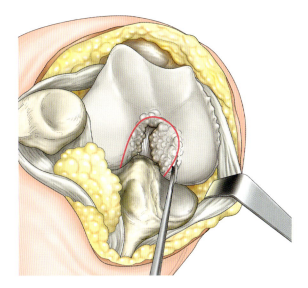

図13 内側顆の顆間部の骨棘切除

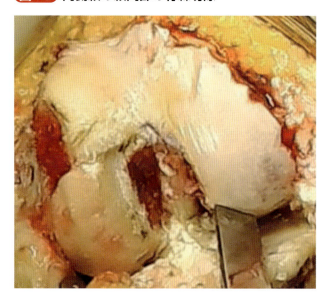
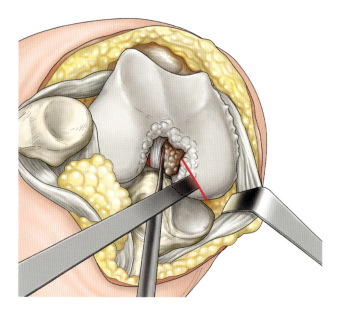

図14 骨棘切除後の視野

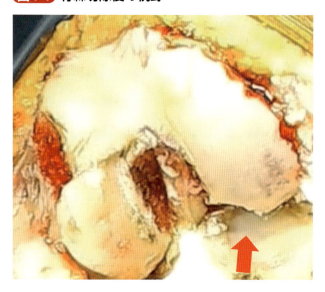
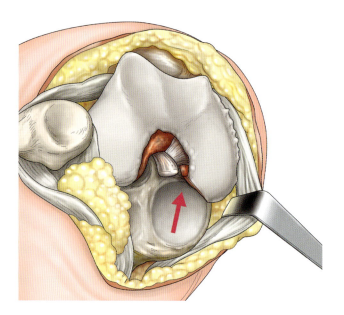

図15 内側半月板の後節付着部の切除

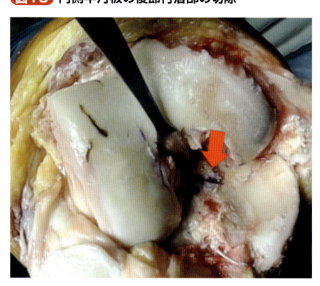
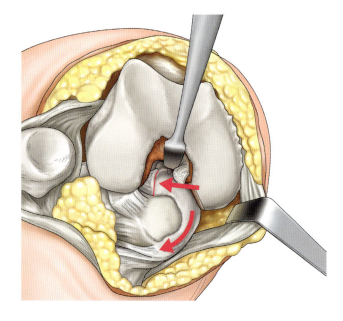

▶ **脛骨近位後内方の骨棘の切除**

ほとんどの症例では前述の2つの操作を行うことにより，最小限の軟部組織剥離で，脛骨の前方脱臼が可能となりますが，まれに図16のように脛骨内側後方の骨棘が近位方向に大腿骨内側後顆を包み込むように大きく張り出して，脱臼を妨げている症例があります。

このような場合は，この脛骨後内側部の近位に伸びた骨棘を切除することが必要です。骨棘が小さい場合は前述の内側顆間部の骨切除部からノミで切除することが可能ですが，大きい場合は幅細のボーンソーで切除することが必要になってきます。図17のように，内側顆間部の骨切除線に沿わせて後内側にボーンソーを進めることにより，脛骨後内側部の近位に伸びた骨棘を安全に切除することができます。

図16 脛骨内側後方の骨棘（矢印）が脱臼を妨げている場合

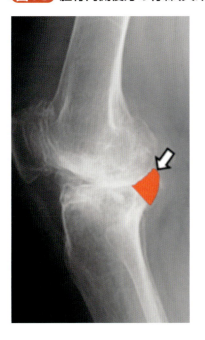
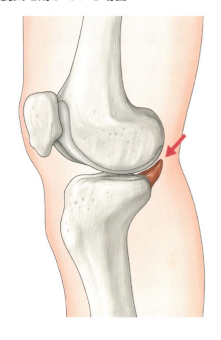

図17 脛骨後内側部の近位に伸びた骨棘の切除

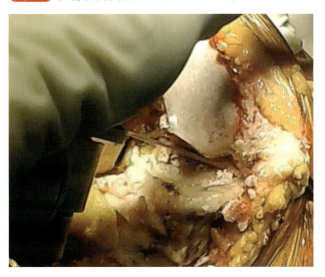

▶骨棘の切除後

この操作により図18のように,腿骨,脛骨両側の脱臼阻害因子である骨棘を切除してできた隙間(図18赤矢印)から脛骨が外旋して,前方脱臼可能になることがおわかりいただけると思います。

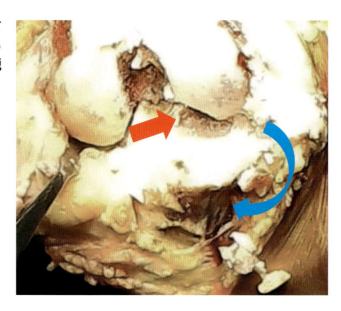

図18 骨棘を切除してできた隙間(赤矢印)から脛骨が外旋して,前方脱臼可能となる

膝蓋下脂肪体および外側半月板切除

▶脛骨近位関節面の展開

脛骨を完全に前方脱臼させると内側後方の視野は得られますが,前外側には膝蓋下脂肪体があり,さらに外側の展開が不十分なままです(図19)。正確な脛骨近位端の骨切りを行うためには近位関節面全体の俯瞰的な視野を得なければなりません。

 オススメのちょっとしたコツ！

視野を得るためにまず,外側関節面の展開のために,外側にホーマン鉤を挿入しますが,その際には図20のように,まず鉤を上向きにして軟部組織を圧排するようにしながら,くるっと回して外側骨皮質の外側に鉤の先を滑り込ませるようにすると,確実に挿入することができます。

その後,膝蓋骨の外側への移動の妨げとなる外側大腿膝蓋靱帯を切除し(図21),前方に幅広のホーマン鉤を挿入すれば,外側半月板前節部も含めて外側全体が広く展開されることになります(図22)。

次に視野の妨げとなる膝蓋下脂肪体を切除します。この膝蓋下脂肪体を切除すると膝蓋骨低位(patella baja)の膝蓋骨への血行障害が起こるといわれてきましたが,経験的には全切除しても問題が起こったことはありませんので,視野の妨げになる部分はあらかじめ切除しておきましょう。

図19 脛骨を前方脱臼させたときの視野

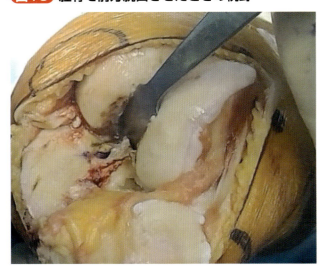

図20 外側関節面展開時のホーマン鈎の使い方

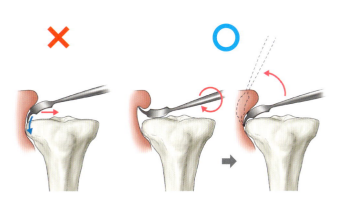
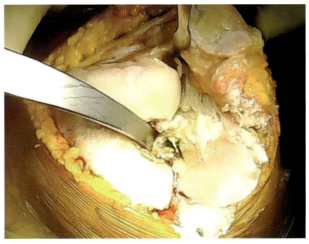

図21 外側大腿膝蓋靱帯の切除

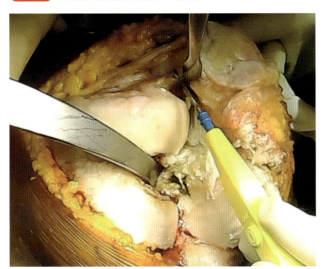

図22 前方に幅広のホーマン鈎を挿入すると，外側全体が広く展開される

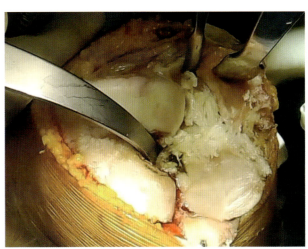

次に外側半月板の切除に移りますが，まず前節付着部を切離し（図23a），その後後方の膝窩筋腱裂孔を目指して切離を進めていけば外側半月板が一塊として切除できます（図23b, c）。

図23 外側半月板の切除

a：半月板前節付着部の切離

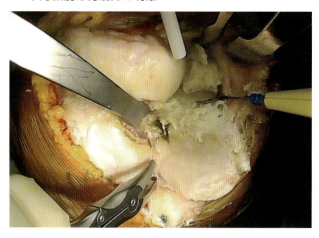

b：膝窩筋腱裂孔を目指して切離を進める

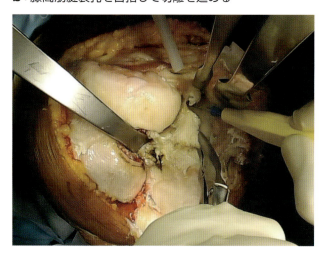
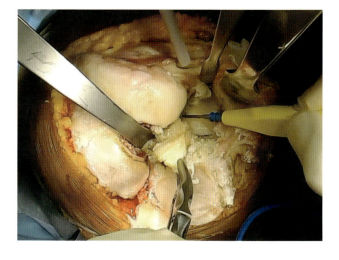

c：外側半月板を一塊として切除

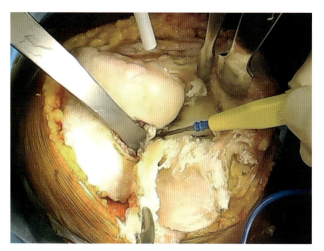

脛骨の前方脱臼と近位端骨切り

オススメのちょっとしたコツ！

外側半月板切除の際に外側膝動脈（lateral genicular artery）からの出血がみられることが多いので，止血を入念に行っておきましょう。

これらの操作が終われば脛骨外側関節面も含めて，近位関節面全体の俯瞰的な視野が得られます（図24）。

脛骨近位端の骨切り

脛骨の近位端骨切りの目標は何でしょうか？　この一見わかりきったようにも思える質問に対して，明確に答えるのは決して容易ではありません。特に昨今はアライメントの多様化（kinematic alignment, anatomical alignment, mechanical alignment）により目標自体があやふやになってきています。しかし机上の空論とも思える学会での論議に参加するのは本書の意図するところではありません。アライメントの考え方については，現況とそれに対する私の考え方をまとめておきましたので興味のある方はp.132を参照してください。

▶脛骨近位端の骨切りの目標

本項では脛骨近位端の骨切りの目標を「脛骨正面からみた切骨面（インプラント水平面）の垂直二等分線が足関節中心を通過すること」と定義します（図25）。

この定義から明らかなように，この目標が達成できているかは「脛骨正面」と「脛骨コンポーネントのサイズ」が決まっていないと検証できません。まずはじめのTKAにおける脛骨正面（脛骨コンポーネントの回旋アライメントの目標）に関しては，わ

図24 脛骨前方脱臼終了時の視野

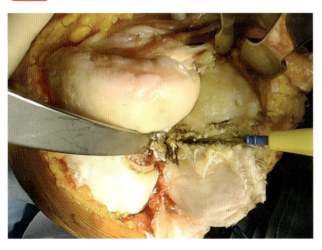

図25 脛骨近位端の骨切りの目標

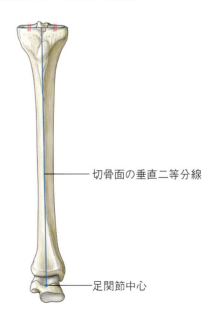

切骨面の垂直二等分線

足関節中心

が国ではAkagi lineが広く用いられていますが，脛骨近位端骨切り面のcoverageを優先する方法や，インプラントの正面を脛骨粗面内側1/3に向けて設置する方法など数多く存在し，確立された指標があるわけではありません。2番目の脛骨コンポーネントインプラントのサイズに関しても，

①軟部組織バランスの微調整のためサイズダウンする可能性
　a. 内反変形に対するreduction osteotomy
　b. 屈曲拘縮の矯正のために小さいサイズを選択する（後方のreduction osteotomy）
　c. ギャップ調整のため脛骨追加骨切りを行った場合
②Coverageを優先して設置するため，サイズアップする可能性

など術中にしか決定できない（変更される）場合が存在します。つまり術前計画では決定できず，最終的には術中に決定しなければならない（決定できない）要素があることがおわかりいただけるでしょう。このことに関しては，術前計画の必要性や可能性を論じた「術前計画」(p.10)でも少し観点を変えて記載していますので参照してください。

私はこうしてます！

脛骨近位端骨切りの具体的な手順としては，回旋→内・外反→後傾→骨切り量の順で各ステップを確実に決定していくことが推奨されます。

▶回旋

まず脛骨を完全に前方脱臼させ，近位関節面全体を俯瞰的に視野に入れたうえで脛骨前後軸（Akagi line）をマーキングし，回旋設置位置の指標とします（図26）。こ

図26 Akagi lineのマーキング

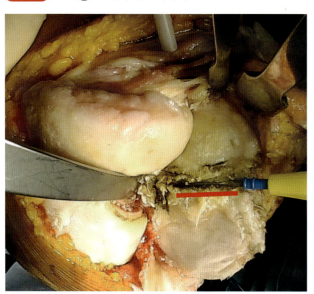
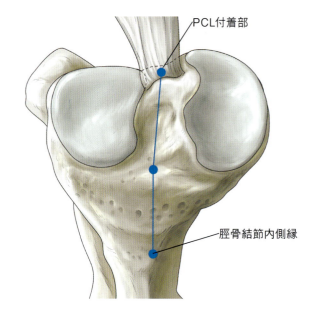

PCL付着部

脛骨結節内側縁

の際PCL付着部は比較的同定しやすいのですが，脛骨結節内側縁は同定しにくいことも多く，したとしてもそれを脛骨近位関節面に正確に投影してくるのは決して簡単なことではありません。Akagi line自体は健常者のCT像で定義されたものですからCT像上では正確に決定できますが，その両端をなす2つの指標は術野では近位-遠位で異なったレベルにあり，ある程度の誤差を伴うのはいわば当然でしょう。

私は一応Akagi lineを回旋設置の指標としていますが，近位関節面を俯瞰的に（大雑把に）みて回旋に大きな間違いがないことを確かめることも重要だと考えています。

別の指標としては第2中足骨の方向を確認することも推奨されていますが，これとてかなり回旋の可動域がありますので100％信頼できる方法ではありません。「Mobile bearing(MB)の功罪」(p.116)で述べるように，「回旋はわからないしコントロールできない」ことを認識することが大切です。それを認識したうえで細心の注意を払い，さらにmobileを使えば，safety valveとしての安全域があると考えるのが実際的でしょう。

▶内・外反

Akagi lineをマーキングしたら，次は内・外反の設定に移ります。回旋と内・外反（近位部での内・外側の位置）を同時に連動させて決定するためには"over the top型"といわれる脛骨骨切りガイドが有用です。つまり長いほうのピンを内・外反を合わせた位置に刺入し，その後回旋を調整して短いほうのピンを刺入すればよいことになります（図27）。

図27 Over the top型の骨切りガイドの設置

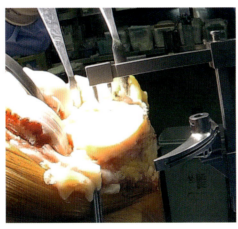
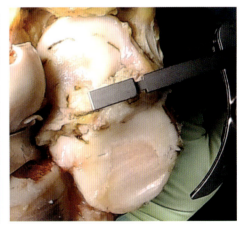
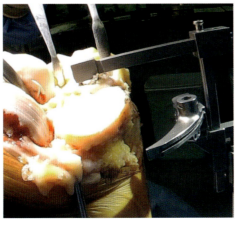

内・外反を決定する近位の長いピンは，近位脛骨骨軸延長上に刺入します。なぜならここにインプラント中心がくるようにすれば，日常診療でみる膝関節正面(脛骨は近位しか写っていません)でのみえ方が一番きれいになると予想されるからです。この刺入点は内反型膝OAの場合は多くは外側顆間隆起にほぼ一致しますが，個人差もあるのでこの部分だけは術前に確認しておくとよいでしょう(図28)。

　また遠位部は足関節中心(内・外顆の中点よりやや外側)に合わせます(図29)。この足関節中心の位置決めについても色々細かい術中計測や術中支援装置を用いる方法もありますが，私自身は目分量で行っています。整形外科医なら見慣れている足関節の正面像で距骨ドームの中点をイメージして決定すれば大きな間違いはありません。実際には足関節内・外顆の中点より3〜5mm内側に合わせればよいでしょう。

▶後傾

　次に後傾についてですが，これについても定説があるわけではありません。アライメントの問題と同様に不毛ともいえる論議に加担するのは本書の意図するところではありません。私は「PCLを切除するのであれば，脛骨骨軸に垂直に骨切りする」のを目標としています。もし術者がPCL(ACL)を温存するのであれば，その靱帯の機能を発揮させるために関節面形状(後傾も含めて)をrespectして温存を試みるのは当然(必然)でしょう。しかしPCLを切除するのなら，そのゴールはまったく新しい(異なった)機械的な制動をしようというのですから，脛骨骨切りの目標は現実的かつ実際的であるべきでしょう。

　その意味から垂直に骨切りするというのは，設定しやすいし簡単で再現性がよいのです。ただ後傾を0°に設定すると内側の骨硬化部でボーンソーが跳ねられてかえって前傾してしまう可能性があるため，通常後傾は3°程度に設定します。ですから私の後傾の設定はあくまで垂直に骨切りが目標であるが，頻発する誤差の方向を考慮して軽度後傾に設定していると考えてください。

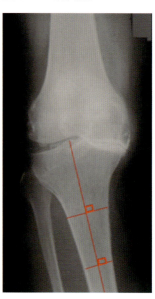

図28 近位脛骨骨軸延長上のピン刺入点

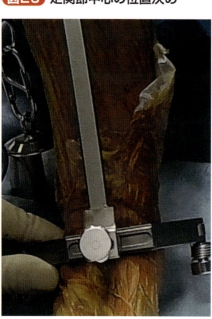

図29 足関節中心の位置決め

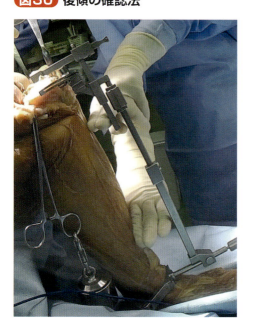

図30 後傾の確認法

オススメのちょっとしたコツ！

実際には，髄外ロッド（後傾0°）を用いる場合は図30のように，脛骨遠位部で三横指，近位部で二横指を目安とすれば，おおむね目標とする3°程度の後傾になります。

▶骨切り量

回旋と内・外反，後傾が決定されれば，最後に骨切り量の設定，つまり遠位・近位方向での骨切りガイドの位置決めに移ります。これについても色々と考え方がありますが，私自身は骨切り量の目安として健常関節面（通常は外側）から8～10mmとしています（図31）。

 オススメのちょっとしたコツ！

実際には，スタイラスを8mmに設定して，やや押さえ付けて骨切りレベルを決定します。こうすると切り過ぎることがなく安定して10mm以下の骨切りとなるので，過剰な骨切除を防止するうえで有用な方法です。

 上記は外側の健常面からインプラントの厚みだけ切除して，joint lineを保とうという考え方で広く用いられています。しかしよく考えてみれば，脛骨のjoint line自体はポリエチレン（PE）インサートの厚みで後でいくらでも調整可能なのですから，何もこの指標にこだわる必要はないといえます。

 もう1つ，脛骨コンポーネントの一番よい固定性が得られるレベルという考え方が可能です。すなわち脛骨近位の骨切除面としてどのレベルが一番強度があるかを考えてみると，内反型膝OAでは脛骨内側関節面の軟骨下骨あるいは硬化骨のレベルを指標とするのも合理性があります。

 一方，腓骨頭の外側，脛骨プラトー外側端に対する位置（高さ）を気にする先生もいますが，これには大きな個人差があるため，骨切りレベルの指標とはなりません。通常は腓骨頭の近位端近傍で骨切りしたほうが術後写真において自然にみえるのは事実ですが，理論的には腓骨頭は無視してもよいでしょう。

図31 骨切り量の設定

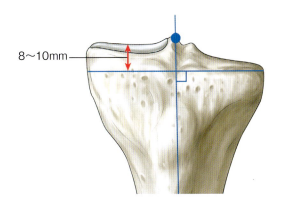

前述の外側健常関節面から8～10mmに合わせた際に，内側の骨切りレベルを参照し，固定性に問題(切り過ぎ)がある場合は微調整するというのが実際的で推奨される方法でしょう。

骨欠損のある場合

骨欠損の存在するような高度変形症例では外側関節面約8～10mmを基準として骨切りラインを定め，骨欠損の大きさ(必要とする移植骨の量)を想定してみることも必要になります。骨切りラインを下げれば移植骨量は小さくなりますが，骨母床の面積は減少し，かつ骨の強度も減少することを念頭に置く必要があります。

▶**最終確認**

これで脛骨骨切りガイドの設置が完了したわけですが，ここで最終チェックをします(図32)。回旋→内・外反→後傾→骨切り量の順番でステップを踏んで行ってきましたので，その順に再チェックします。重要なのは術野から少し離れて，遠くから全体として大きな間違いがないか俯瞰的にチェックすることです。もちろんこのときに信頼できる助手がいて，チェックしてくれれば，これほど心強いことはありません。

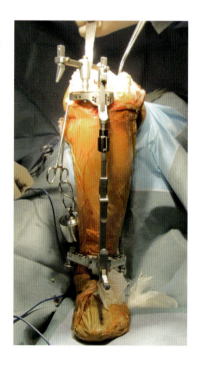

図32 脛骨骨切りガイド設置終了後の最終チェック

脛骨の近位端骨切りの実際

▶**ボーンソーの使い方**

実際の脛骨骨切り，特にボーンソーの使い方について，重要なことをまず述べておきます。あまりにも基本的なことですので，何をいまさらなどと感じられた先生は読み飛ばしてください。

①ボーンソーは刃先の部分しか切れない。
②脛骨骨皮質を全周性に切ろうとすると，何か余計なものも切る可能性が高い。

▶ボーンソーができること

①については何を当たり前のことをと思われる先生もおられると思いますが，ボーンソーは構造上，刃の付いている先端方向への押し切りしかできないことをまず認識してください（図33）。慣れない術者はともすれば，刃を横に振ろうとしがちですが，これは構造上やってはいけない（できない）動作で，抵抗が強いばかりでなく，骨皮質の近くでこの操作をすると予期せぬ骨折を起こす危険性があります。ですからボーンソーによる骨切りは図34のように前後にピストン運動させ，常に刃先が骨を押し切りするように使うことを心がけてください。

またボーンソーの刃先は非常に鋭利に仕上げられており，進行方向に軟部組織保護のために挿入された硬性小物（ホーマン鉤など）と強く衝突させると途端に切れが悪くなります。よくみかけるのは，力を入れる→刃が金属と当たって切れなくなる→余計に力が入る→また金属と当たって切れなくなるという悪循環です。ですからボーンソーを保持する際には，できるだけ力を抜いて保持して（ゴルフと一緒でゆるゆるグリップぐらいの気持ちで。ぎゅうっと握りすぎると何の感触も伝わってきません）刃先が骨を切る（削っていく）のを常に感じながら操作するように心がけてみましょう。

▶完全な骨切りは危険！

②については図35をみれば一目瞭然でしょう。左は実際に切除した脛骨近位端の骨片とボーンソーを並べて撮影したもので，右はボーンソーの刃先を後外側の骨皮

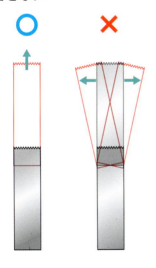

図33 ボーンソーは先端への押し切りしかできない

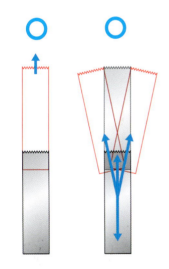

図34 ボーンソーの動かし方

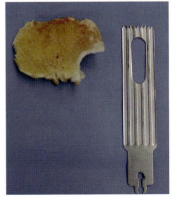
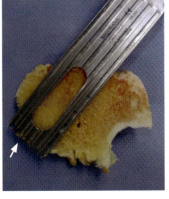

図35 ボーンソーと実際の切骨面の例

質にぴったりと重ねて撮影したものです。後外側を骨皮質まで完全に切ろうとすると，明らかに刃先がはみ出るのがおわかりいただけると思います。実際にはこれに刃先の振動が加わりますので，はみ出しはもっと大きくなります。ですから透視能力が備わっているか，よほど幸運でない限り，ボーンソーによる骨切りのみで脛骨近位端を完全に切り離すのは至難の業なのです。

オススメのちょっとしたコツ！

　ボーンソーで骨切りを進めていくと，近位骨片にわずかに可動性が出たときに，脛骨の近位骨片がわずかに動くこと（私はこれを「ダンス」とよんでいます。手術見学か何かの映像でみた表現の受け売りですのでオリジナルではありません）があります。注意深くみていれば，骨切りを終えるよい目安になります。

私はこうしてます！

　この時点でも，脛骨前方の膝蓋下脂肪体に覆われた部分や，後外側の膝窩筋腱裂溝の部分はボーンソーでは切除しきれないので，多くの場合はこの2箇所は骨皮質残存部も含めてノミで切離します（図36）。

　この操作が終われば，脛骨の近位骨片は可動性が得られていますから，やや幅広のノミで持ち上げた後，内側から保持して後方から外側，前方へと骨片を外旋させながら切除すればよいでしょう。

図36 前外側（a），後外側（b）の残存骨皮質の切離

a：前外側

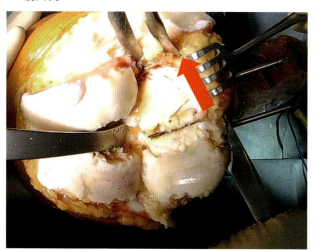

b：後外側

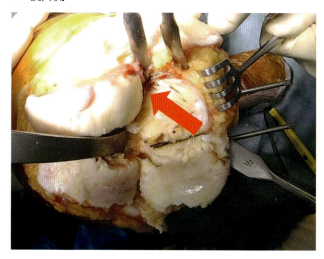

▶**骨切り面全体の展開**　次に骨切り面全体を視野に入れるように展開します。脛骨は外旋して前方脱臼位になっていますから内側の視野は良好ですが，この時点では外側の展開が不十分です。そこでまず外側に1本，前外側にもう1本ホーマン鈎を挿入して，その部分の軟部組織を電気メスで焼灼して外側骨皮質の外縁をはっきりさせます。図37のようにホーマン鈎を挿入する際に，はじめから鈎を下に向けて挿入しようとすると海綿骨に突き刺さってしまうこともあるので，前述したように，まず鈎を上向きにして軟部組織を避けるようにしながら，くるっと回して外側骨皮質の外側に鈎の先を滑り込ませるようにすると，確実に挿入することができます（図38）。

▶**十分な視野が重要！**

外側を展開してみると，脛骨外側骨皮質は外側凸の曲線というイメージが一般にはあるかと思いますが，実際には外側は前後にほぼ直線状です（図39）。この部分は脛骨コンポーネントの外側縁を合わせるのに非常に重要な指標ですので，付着している軟部組織を電気メスで焼灼してしっかりみえるようにしておくことが重要です。この確認した外側縁に脛骨コンポーネントの外側を合わせる際には，少し（2〜3mm）余裕をもたせて（内側に寄せて）設置したほうがX線像上はきれいにみえます（図40）。

また，Gerdy結節部は膝蓋下脂肪体，膝蓋腱が邪魔をして最も視野の得られにくい部分ですので，この部分は骨切除が不十分で盛り上がっていることがよくあります。この部分も前外側に付着している軟部組織をしっかり電気メスで焼灼して，確実にホーマン鈎を挿入するようにしてください。

図37 外側展開時のホーマン鈎の使い方

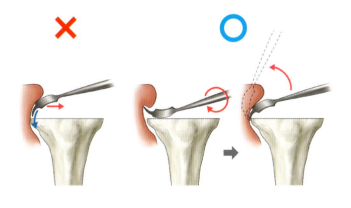

図38 ホーマン鈎の挿入後の視野

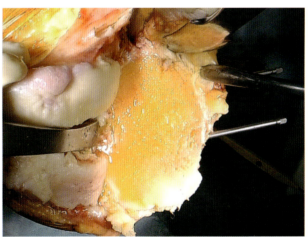

図39 骨切り面の展開後

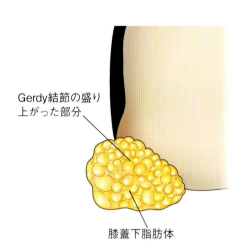
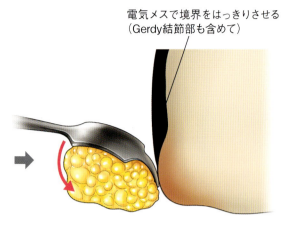

Gerdy結節の盛り上がった部分
膝蓋下脂肪体
電気メスで境界をはっきりさせる（Gerdy結節部も含めて）

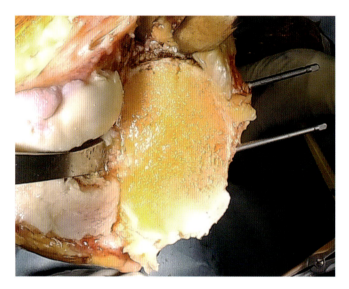
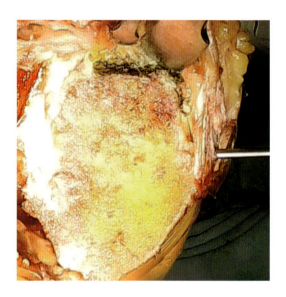

▶コンポーネントサイズの決定とアライメント確認

 ここだけは **押さえよう！**

　骨切り終了後，実際の切骨面に脛骨コンポーネントのサイズ決定のためのトライアルを当て，回旋を合わせた位置で（骨切りの際に使用したピンを残しておき，それに合わせます）使用する脛骨コンポーネントのサイズの目安を付けておきます（図40）。そのうえで，図41のようにその垂直二等分線が足関節中心を通過することを確認します。その際も骨切りの際に使用したピンの方向からみて確認することが重要です。

図40 脛骨コンポーネントのサイズの目安を付ける

図41 アライメントの最終確認

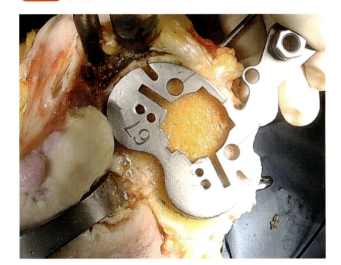
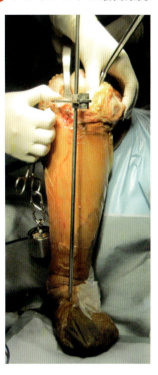

▶骨切りの微調整

　実際にはここで内・外反が許容範囲に収まり，次のステップに進めるのは私自身の場合90％程度でしょうか。いい換えれば10％ぐらいの頻度で骨切りの内・外反方向の微調整が必要になるということになります。

私はこうしてます！

　もちろん脛骨骨切りガイドを再度微調整して行ってもよいのですが，私は高い部分（内反に切れていれば外側を，外反に切れていれば内側）を主になるようにフリーハンドでボーンソーを用いて骨切除して微調整を行っています。

　一番大切だといっている骨切りの微調整の方法としては原始的な方法だと思われるかもしれませんが，高い部分を約1mmボーンソーで切除すると，上記の内・外反確認の方法で2〜3mm程度足関節部での位置が移動するので，日常的によく起こる，ちょっと外反かな？　とか，ちょっと内反かな？　という骨切りの位置の微調整には簡便で，再現性のよい方法だと感じています。

手術の実際

大腿骨遠位端の骨切り

大腿骨遠位端の骨切り計画

　大腿骨遠位端の骨切りは，脛骨近位端とともに伸展ギャップを形成し，これにより術後の荷重軸が決定されることになります(図1, 2)。

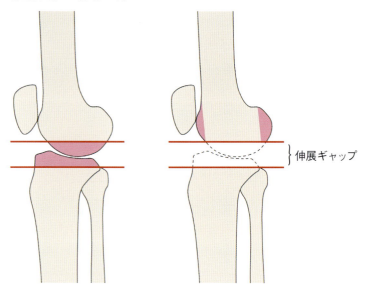

図1　大腿骨遠位の骨切り部

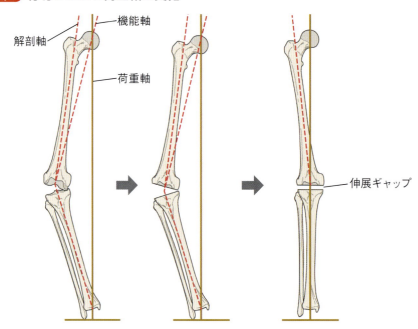

図2　骨切りによる荷重軸の変化

▶大腿骨遠位端骨切りの特性

この伸展ギャップを形成する2つの骨切りは，術後荷重軸の設定により厳密に決定され，軟部組織の状態には影響を受けません。つまり骨切り角度はあらかじめ決定されており，その通りに骨切りを行った後に軟部組織解離を行って伸展ギャップを整えることになります。ですから大腿骨遠位端骨切りは，三次元データがあれば術前計画で正確に作図，決定することが可能なのです（脛骨側は「術前計画」（p.10）で述べたように，回旋位置とインプラントサイズに関しては術中でないと正確に決定しにくいという不確定要素が残ります）。

私自身は術前計画をする意義があるとすれば，この大腿骨遠位端の骨切りにある（あった）と考えています。なぜなら従来広く行われてきた髄内ロッドによる骨切りは，大腿骨外反角の設定や遠位端刺入点に誤差が大きいため，最も信頼性が低いステップだからです。三次元データを基に大腿骨内・外顆の骨切り量を正確に把握し，それを術中にチェックし再現するようにすれば，大腿骨遠位端骨切りの精度は大幅に上昇するでしょう。しかしすべての症例に三次元術前計画を行うのはかなり煩雑ですし，術中に再現するにはそれなりの支援装置（特殊なジグやPSI）が必要になります。

大腿骨頭を透視下にマーキングして髄外ロッドを用いる方法も使用されてきましたが，これも術前透視の煩雑さ，骨頭中心のマーキング法などの問題があり，すべての術者に手軽に勧められる方法とはいえませんでした。

▶ポータブルナビゲーションを使用した骨切り

そんななか，大腿骨遠位端の骨切りに（私の個人的な意見としては）画期的なシステムが最近導入されました。これはKneeAlign®2（Zimmer Biomet社）というportable navigation systemです。原理としては加速度計（accelerometer）により大腿骨頭を認識し，図3のように大腿骨遠位端骨切りガイドの内・外反および屈曲角度をリアルタイムで表示してくれるものです。従来の大がかりなnavigation systemのように別の皮切を入れたり，ピンを刺入したりする必要もなく，非常に簡便で，慣れれば2～3分で操作が終わります。

図3 KneeAlign®2（Zimmer Biomet社）

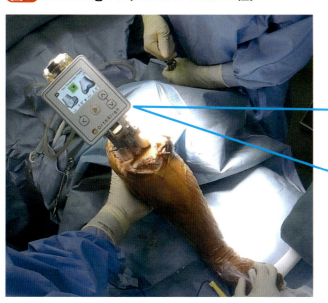
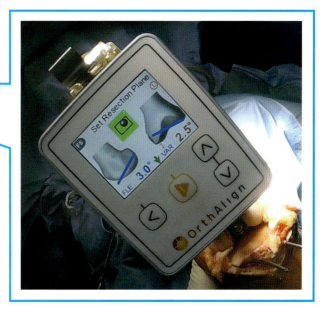

▶ KneeAlign®2の最大の利点とは？

KneeAlign®2について細かい手技を記載することは本書の趣旨をはずれますので，詳細はwebサイト（http://www.orthalign.com/kneealign/）を参照してください。

このシステムはもちろん脛骨側の骨切りにも使用できますが，私は大腿骨遠位端の骨切りに限定して使用しています。なぜなら脛骨側の指標（足関節内・外顆，脛骨近位端）はすべて直視下に確認可能であるのに対して，大腿骨側の指標である大腿骨頭は，どんなに熟練した術者でも（超能力を使わない限り）決してみることができないからです。

そう考えるとこのシステムの最大の（そして恐らく唯一無二の）利点は，大腿骨遠位端骨切りのための大腿骨頭の同定にあるといっても過言ではないでしょう。

▶ KneeAlign®2の設定

私は現在このKneeAlign®2の大腿骨遠位端骨切りの設定を屈曲3°，内反2°にして使用しています。屈曲3°というのは，大腿骨前弯が存在するため屈曲0°で設定すると前方ノッチができやすいので，それを防止するための設定です。これは既存のnavigation systemや三次元術前計画での経験から一般に推奨されてきている設定ですので，大きな異論はないでしょう。

しかし内反2°という設定に関しては少し説明が必要ですし，私自身もこの設定が絶対に正しいという確信はありません。荷重軸（Mikulicz線）が膝関節中心を通ることを目標とするなら当然0°に設定すべきですが，私が（あえて）大腿骨コンポーネントの軽度内反位を目標として設定する（脛骨側はあくまで中間位が目標です）のは次のような理由によります。

①外反位になると，伸展ギャップの内・外反バランスが悪くなり，広範な軟部組織剥離が必要になる。
②逆に軽度内反位にすると伸展ギャップの内・外反バランスがよくなり，最小限の軟部組織剥離で済む。
③多数の手術を長年行ってきた術者の経験を聞くと，大腿骨の軽度内反位（その術者は髄内ロッドで外反角4°に設定してきたとのことです）は長期成績に悪影響を及ぼさない。
④内反型膝OAになる人は，もともと荷重線が膝関節中心を通っていない可能性が高く，軽度内反位（長期成績を損なわない範囲で）のほうが患者さんにとっても自然で，満足度も高い可能性がある。

このように色々な面から軽度内反位がよさそうだ，という状況証拠は挙げることができるのですが，実際の設定角度については「1°では誤差範囲だろうし，といってすぐに3°に設定する勇気もない」ということです。

目標設定と手技(器械)の精度

ここで強調しておきたいのは，このように意図的に偏位させて目標設定するからには，ぶれの少ない手術手技(器械)が要求されるということです。図4に示すように，KneeAlign®2では3°以上のoutlierは出ないと考えてよい精度があります。ですから2°内反位に設定してもほとんどの症例が目標とする軽度内反位にとどまり，外反になる症例は非常に少なくその程度もわずかです(図4では3例だけが1°外反位になることになります)。しかし誤差が3°以上あるような手技を使って2°内反位を目標とすると，全体として6°以上はずれる症例もかなりの頻度で出現することになります。それに加えて，望ましくない(少なくとも理論的には)外反位となる症例もある程度残存することになります(図5)。

以上より，骨切りの目標を通常(世間一般に認められている方向：コンセンサス)から変えようとするなら，最も先進的で精度の高い方法で行わなければ非倫理的であることがおわかりいただけるでしょう。

このことは，最近よく論議されるkinematic alignment (KA，従来法よりも脛骨は内反に，大腿骨は外反に骨切りします)にも当てはまります。この脛骨内反，大腿骨外反というのは長期成績からみて不利なことはかなり高い確率で真実でしょうから，その方向に偏位させて(危険な方向で)骨切りするには高度な精度が要求されます。もともとKAはPSIと組み合わせて開発されたコンセプト，手技ですから，開発者自体その危険性は十分認識していたのでしょう。ですから私は今でもconventionalな手技で行うKAには強い違和感，危機感を感じてしまうのです。

図4 KneeAlign®2の精度

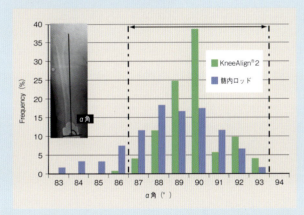

(Ikawa T, et al. Bone Joint J 2017；99B：1047)

図5 目標設定と手技の精度

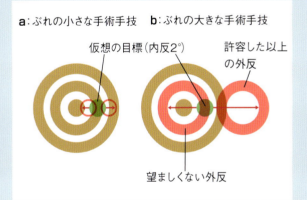

a：ぶれの小さな手術手技　　b：ぶれの大きな手術手技

KneeAlign®2以外の方法

本題に戻りましょう。KneeAlign®2には髄内へのロッド刺入が不要なため出血量が減少するという別の大きな利点があります。KneeAlign®2とトラネキサム酸の投与(術前静注，関節内注射それぞれ1g)を組み合わせて行うようになって以来，輸血は両側同時症例も含めてほぼ皆無になりました(図6)。術後せん妄や深部静脈血栓症(deep vein thrombosis；DVT)に関しても，実証されているわけではありませんが好影響も期待できます。

このようにいいことずくめにみえるKneeAlign®2の最大の欠点はコストです。単回使用しか認められていませんので，少なく見積もっても1症例当たり5万円程度の

コストがかかるため，施設によっては使用が難しい場合もあるでしょう。またディスポーザブル用品の使い回し（再滅菌すれば不可能ではありません）には倫理的な問題があり，最近大きな問題になっていますので，ここで推奨するわけにはいきません。病院の事務方に申請しても，どうしても承認が得られない場合にはどうすればよいのでしょうか。以下の方法が考えられます。

①下肢立位長尺X線像で外反角を計測し，髄内ロッド法で行う。
②大腿骨頭を透視下にマークして髄外ロッド法を用いる。
③Navigation systemを導入する。
④PSIを使用する（これもある程度のコストがかかります）。

各手法の利点と欠点をまとめておきますが（**表1**），今まで大多数の症例が最初に挙げた髄内ロッドで行われてきたことを考えれば，このなかでは現状通りこの方法で行うのが現実的であると考えます。実際，私自身も機種によりKneeAlign®2が使用できない場合は，現在でもこの方法で行っています。

図6 推定出血量の比較

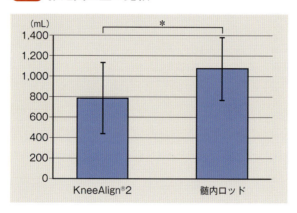

（Ikawa T, et al. Bone Joint J 2017；99B：1047）

表1 大腿骨遠位端の骨切りにおける各手法の利点と欠点

	正確性	時間	費用	侵襲	Learning curve	その他問題点
髄内ロッド	△	○	○	×	○	出血 塞栓
髄外ロッド	△	△	○	○	△	被ばく マーカー移動
Navigation system	○	×	×	×	△	ピン刺入部骨折 皮膚壊死
PSI	○	△	△	○	△	術前計画期間 参照点？
KneeAlign®2	○	○	△	○	○	NP

髄内ロッド法

▶ 大腿骨外反角の計測？

具体的な方法としては，下肢立位長尺X線像において大腿骨髄腔の中心を通る線（解剖軸：anatomical axis）と膝関節中心と大腿骨頭中心を通る線（機能軸：mechanical axis）との角度（外反角）を計測し，大腿骨遠位端の骨切り角度を決定しておきます。といってもこの外反角の設定には下肢の回旋方向による誤差も大きく，例えば内反屈曲拘縮変形が強い症例で撮影を行うと下肢が股関節外旋位となり，大腿骨の前弯の影響により外反角が正確に計測できないことがあります。つまりもともと二次元画像で正確な外反角を計測するのには限界があるのです。

 私はこうしてます！

私は「大腿骨遠位端へのロッド刺入点に留意すれば，内反型膝OAでは外反角は6°に固定して骨切りすればよい」と考えています。もちろんこの方法では，荷重軸（Mikulicz線）が必ず膝関節中心を通るわけではありませんので，軽度内反位になる（なってしまう）ことが多いのですが，私自身この方法で長年やってきて大きな問題は起こっていないからです。

私だけでなく多くの術者が外反6°（4〜5°という人もいます）で現在まで行ってきていますが，実際は大きな問題はないことが知られています。

▶ ロッドの刺入点

実際の手順を示しましょう。まず大腿骨内・外顆中央の目安として大腿骨前後軸（Whiteside line）をマーキングします（図7）。もう1つの目安はPCL付着部やや（1cm）前方で，実際の刺入点はこの両者の中点になります。

図7 ロッド刺入点の決定

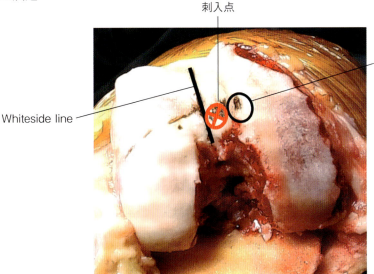

▶**ロッドの刺入法**　次にパンチあるいはドリリングをして大腿骨髄内への刺入口を穿ち，ロッドの刺入を行いますが，その際には**図8**のように大腿骨前面を視野に入れたうえで，大腿骨骨幹端部を内・外側から母指と示指ではさんで，刺入方向をしっかり把握してドリルを刺入していくことが大切です。また，髄内ロッドの刺入により骨髄内圧が上昇しますから（注意してみると骨表面に出血がみられます），刺入はあくまでもゆっくり行うようにしてください。

▶**骨切り量の確認**　実際の大腿骨遠位端の骨切除前に骨切りガイドのスリットに蟹爪（エンジェルウィング）を通して内・外側の骨切り量がほぼ予定通りになっているかを確認します（**図9**）。また遠位端骨切りの近位-遠位位置の別の指標として，大腿骨顆間部の近位中央部が正しい骨切りレベルとほぼ一致するとされていますので，それも参照すればよいでしょう（**図10**）。

図8 ロッドの刺入

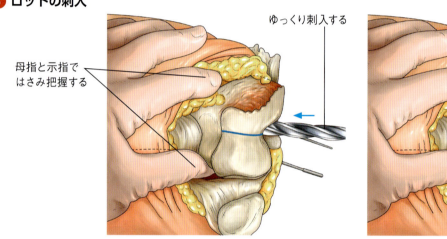
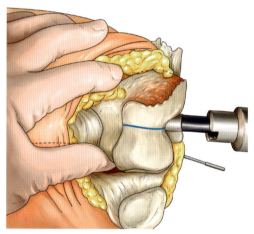

図9 骨切り量の確認①

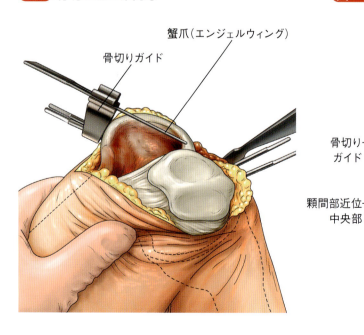

図10 骨切り量の確認②

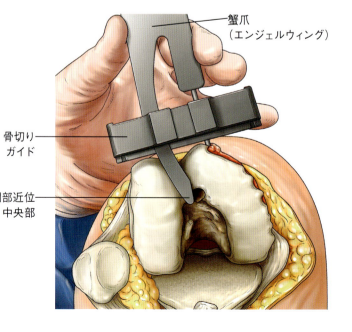

術前屈曲拘縮が15〜20°以上存在し，大腿骨後方の骨棘も小さくその切除による屈曲拘縮の改善が期待しにくいような症例では，この時点で大腿骨遠位端を2mm程度余計に骨切りすることも考慮してよいでしょう．

伸展ギャップのバランスの確認

 骨切りが完了したら，できあがった伸展ギャップのバランスを確認します（図11）．通常はスペーサーブロックを挿入して，内・外側の靱帯バランスが等しいことを確認しますが，ここでは**10mmスペーサーブロックが挿入可能で，内側側副靱帯の緊張度が適正（感覚的ではありますが緩くはなく，かつsteel rod（鋼線）のように硬くない）と判断されれば，軽度の外側の弛緩性は許容してもよいでしょう．**計測器があり，もし定量的な評価ができるのであれば行ってみてください．通常この段階で3〜5°程度の内反変形の残存は許容します．

▶伸展ギャップが小さい場合

 私はこうしてます！

10mmスペーサーブロックが挿入不能（内側の緊張が高い場合が多いです）の場合には，次の順序で対処します．
①脛骨後内側の骨棘切除，軟部組織剥離の追加．
②大腿骨内側後顆の骨棘切除．
③大腿骨遠位端または脛骨近位端骨切りの追加（どちらでも伸展ギャップは増加しますが，どちらを行うかは屈曲ギャップの状態によります）．

図11 伸展ギャップバランスの確認

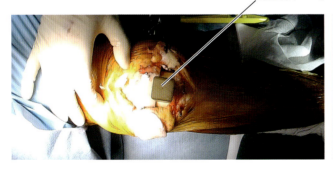
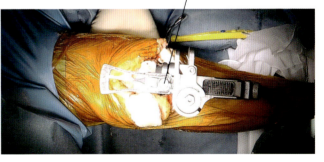

10mmスペーサーブロック　　　テンサー（3〜5°の内反変形は許容）

▶脛骨側の処置

　まず膝関節を屈曲して，胡座位として脛骨骨切り面後内側を展開するとともに脛骨近位端に付着している軟部組織を約一横指程度遠位に剥離します（図12）。
　その後，適合する脛骨トレーに合わせて脛骨後方の骨棘（加えて必要ならば健常骨も含めて）切除することも屈曲内反変形の矯正に効果的です（後内方のreduction osteotomy，図13）。

▶大腿骨側の処置

　大腿骨内側後顆には内・外側に骨棘が張り出している場合が多いですが，それをこの段階で切除することは非常に重要です。なぜなら屈曲ギャップ作製のために後顆を切除した後には，その部分へのアクセスがよくなるため十分な骨棘切除が可能になりますが，この時点で骨棘切除をすると最初に作った伸展ギャップが変化（大きくなって）してしまうのです。その事実はとりもなおさず，この時点で大腿骨内側後顆周囲の骨棘を切除できれば，伸展ギャップの増大効果があるということの証明でもあります。
　例えば図14のようなX線像の患者さんでは，図15，16に示すような骨棘がみられますので，内側からノミで切除します（図15）。また顆間部からもノミを進めて，

図12 脛骨後内側の軟部組織剥離の追加

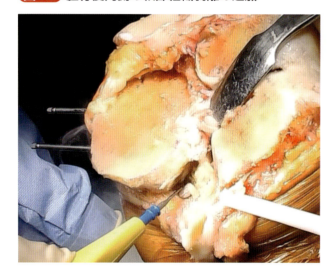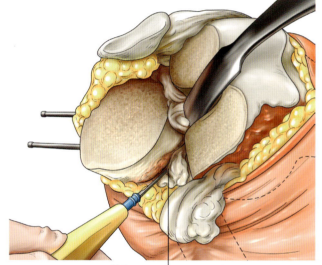

一横指分，遠位に剥離を追加

図13 脛骨後内側の骨棘切除の追加

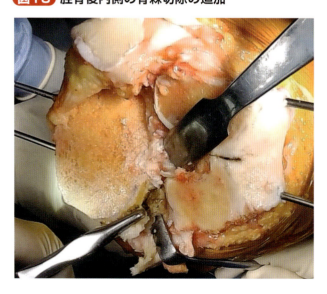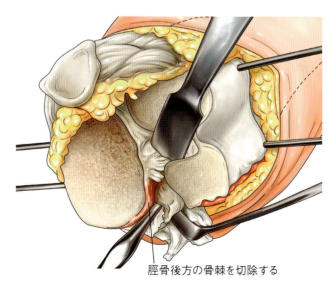

脛骨後方の骨棘を切除する

図14 大腿骨内側後顆の骨棘

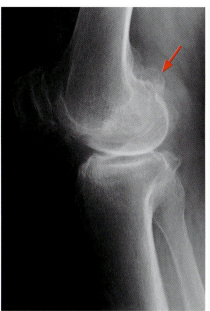
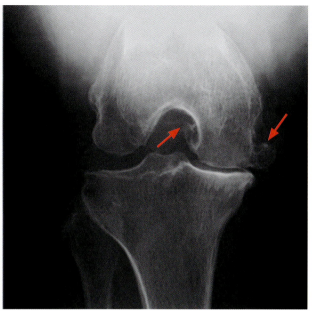

図15 内側後方の骨棘切除

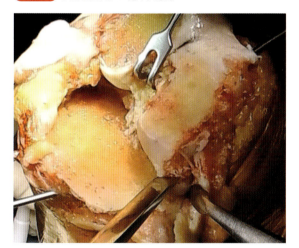

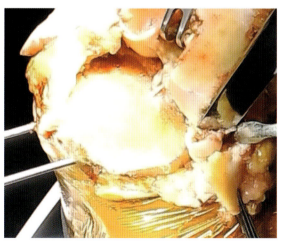

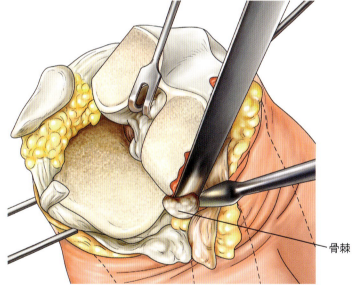

骨棘

後方の骨棘を内側からも切除します(図16赤丸)。前述の操作により大腿骨後顆部の骨棘が全周性に切除され，後方クリアランスが得られたことがわかります(図17)。

さらに必要に応じて大腿骨顆部後面にリウエルを挿入して後方の骨棘を切除します。その際には脛骨近位骨切り面にリウエルを当てて，梃子の要領で大腿骨後顆部近位の骨棘を切除するようにすると効果的です(図18)。

図16 顆間部からの骨棘切除

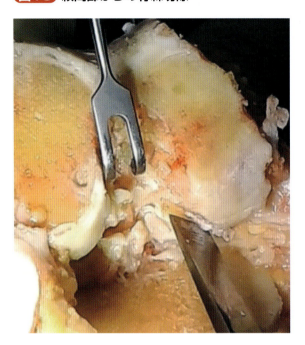
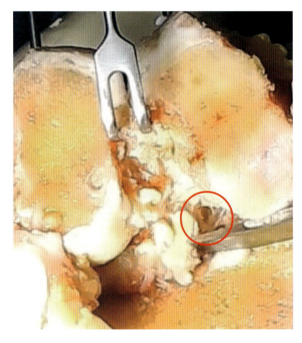

図17 骨棘切除後

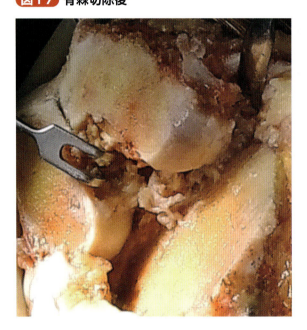

図18 リウエルによる骨棘切除

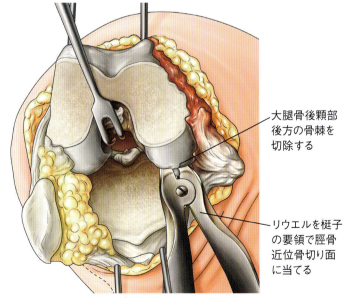

大腿骨後顆部後方の骨棘を切除する

リウエルを梃子の要領で脛骨近位骨切り面に当てる

▶**骨切りの追加**

前述の2つの方法を行っても伸展ギャップが十分に確保できない（10mmスペーサーブロックが挿入不能）であれば，骨切りの追加を考えます。脛骨近位端か大腿骨遠位端の骨切りを追加すれば伸展ギャップは広がりますが，そのどちらを行うかはその時点での屈曲ギャップの状態によります。

図19のように二爪鉤を顆間部にかけて引き上げてみて，屈曲ギャップも小さいのであれば現在の屈曲・伸展ギャップの状態はtight-tight（固い－固い）になっていますから，脛骨の追加骨切りをすればよいことになります。

一方屈曲ギャップが大きめであれば，屈曲ギャップと伸展ギャップに不均衡があることになります。この場合は脛骨近位端骨切りをいくら追加しても不均衡は解消されませんから，大腿骨遠位端の骨切りが必要になります。

図19 屈曲ギャップの評価（p.71の囲みも参照してください）

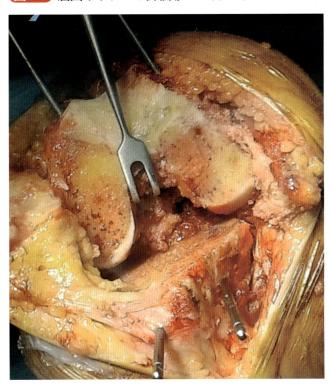

手術の実際

大腿骨後顆部の骨切り

本項で述べる大腿骨後顆部の骨切り，すなわち屈曲ギャップの作製がmodified gap techniqueのエッセンスで，さまざまな情報を集めたうえでの総合的な判断が要求されます。つまり一番の頭の使いどころで，「このステップが終われば，後は機械的に骨を切っていけば手術は終わり」ぐらいの気持ちでやってください。といってもできるだけ「微に入り細に入り」論理的に，かつわかりやすく説明していくつもりですのでご安心を。

Gap techniqueについて

まずgap techniqueの本質をもう一度おさらいしておきましょう。

> 伸展位で調整された軟部組織スリーブをガイドとして，屈曲位で大腿骨後顆部の骨切り位置（前後および回旋位置）を決定すること（図1）。

その時点での軟部組織の状態が骨切り位置（前後および回旋）を誘導し，それにより必然的に適正な屈曲ギャップとなる骨切り位置が決まります。すなわち術者は「軟部組織の気を読んで」骨切り位置を決定することになります。

▶Gap techniqueの目標

具体的には伸展ギャップと（ほぼ）同大で，（ほぼ）長方形の屈曲ギャップになるような大腿骨後顆の骨切り位置を決定することが目標となります。そのためには屈曲位で大腿骨-脛骨間に引き離し力をかけた状態で，脛骨骨切り面からみてそのように（屈曲ギャップが伸展ギャップと同大，長方形に）なるような骨切りの位置を決定すればよいことになります。

図1 Gap technique

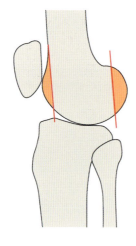
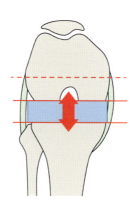
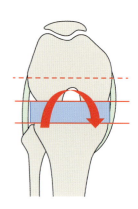

▶器具を用いない方法

実はこの操作は特別な器械を使わなくても可能で，実際に私も試行錯誤しながら手術を行っていた時期があります。当時の手技の概略を記載しておきますので，gap techniqueに馴染みのない術者は一度試してみてください。

この簡便法は非定量的ではありますが，特別な器械を用いずにmodified gap technique（もどき）を行うにはよい方法だと今でも思っています。とりあえず一度試してみれば概略がつかめるので，measured resection法で行っている術者のgap techniqueへの導入にも有用ですし，何よりもこの方法でやってみると，後述の専用器械（Pro-Flex G, Zimmer Biomet社）がいかによくできているかが実感できると思います。もちろんこの部分は経験があり，概略を把握しているという方は読み飛ばしてもらってもかまいません。

器具を用いない簡便法

屈曲位で大腿骨－脛骨間に張力をかけた状態で，先に作製した伸展ギャップと同一の大きさになるような後顆部の骨切り位置を大腿骨遠位骨切り面上にマーキングする。またこの操作に先立って，surgical epicondylar axis（SEA）を指標として大腿骨前面の骨切りを行い，PCLを完全に切除しておく。

具体的には助手が端鈍鉤や二爪鉤で顆間部を牽引し，その位置で伸展ギャップの評価に用いたスペーサーを脛骨骨切り面上に設置して上面に沿ってマーキングを行えばよい（図2a）。

ここで注意すべきはその回旋位置であり，SEAやposterior condylar axis（PCA）などを指標として大きな差のないことを確認する。もし大きな差がある場合は，伸展位でのバランスが十分に得られていない可能性が高く，伸展位でのバランスの再確認・調節を行う。後顆部の骨切りに関してもその大きさ，内・外側差（回旋の指標となる）を確認する（図2b）。

次いで後顆部の骨切り面が上記のマーキングと一致するように大腿骨骨切りブロックを選択してもよいし（図2c, d），トライアルコンポーネント自体を適宜交換して使用する大腿骨コンポーネントサイズを決定してもよい（図2e, f）。

この際，大腿骨コンポーネントの前後径の間隔が2mm程度で調整可能であることが望ましく，それ以上であると微妙な調整は難しい。また現状の大腿骨コンポーネントの前後径／横径比であると，屈曲ギャップを適正にしようとして大きめのインプラントを選択すると横径がはみ出してしまうことがあるので注意が必要である。

図2 屈曲ギャップの作製（簡便法）

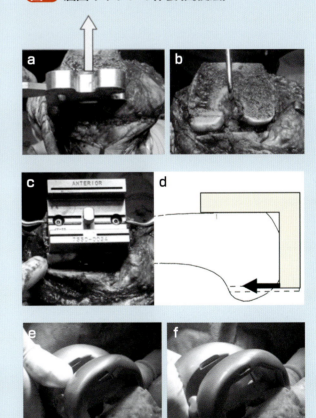

（格谷義徳．各種人工関節に対する手術手技 3）PS，人工膝関節置換術－基礎と臨床－，東京；文光堂；2005. p327-33より抜粋）

専用器具(Pro-Flex G)を用いる方法

　私が行っているmodified gap techniqueを，定量的かつ簡便に行うために開発されたのがPro-Flex Gで，機能的には大腿骨4面カットジグの位置決めを行い，固定ピンのための穴を穿つ器械です．

▶Pro-Flex Gの固定

　まず膝関節屈曲位でPro-Flex Gを大腿骨遠位端に固定します．大腿骨遠位端を髄内法で骨切りした場合には，髄内ロッドを使用します(**図3**)．大腿骨遠位端骨切りをKneeAlign®2(Zimmer Biomet社)や髄外法で行った場合には，髄内ロッドが使用できないため，遠位端に本体を固定するための専用器具(慶真整形外科　阿部智行先生ご考案)を使用します(**図4**)．いずれにせよ，大腿骨－脛骨間に引き離し力をかけるために大腿骨遠位端に足場を作るという点で両者に相違はありません．

　伸展ギャップの大きさ(スペーサーで計測したもの)と同じ厚みのスペーサーを選択してPro-Flex G本体を挿入します[**図5**，器械の組み立て方の詳細は添付の手技書(Zimmer Biomet社のホームページ)を参照してください]．挿入しにくければ，ブロックに組み込まれたねじ機構を使用して，本体の前後位置を調整してから挿入する必要があります．

図3 Pro-Flex Gの固定(髄内ロッド)

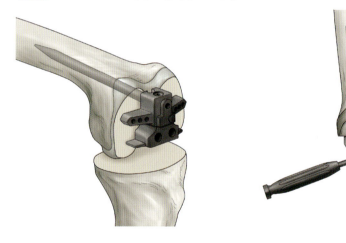

図4 Pro-Flex Gの固定(髄内ロッドが使用できないとき)

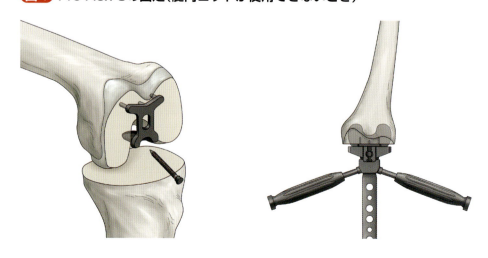

図5 Pro-Flex Gの挿入

a：組み立て方法

b：ねじ機構による前後位置の調整

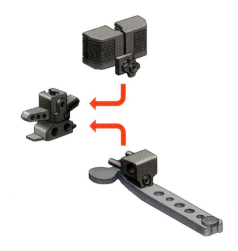
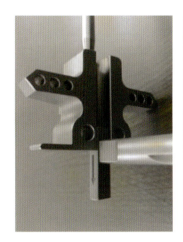
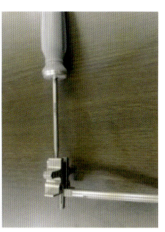

c：伸展ギャップと同じ厚みのスペーサーを選択する

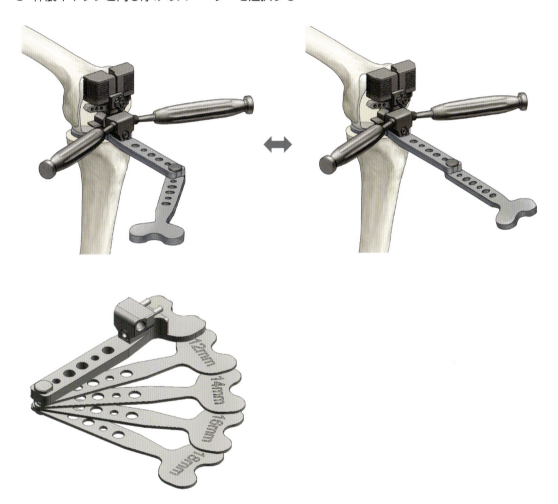

▶大腿骨と脛骨の引き離し

この状態で，ブロックに組み込まれたねじ機構により，トルクレンチで大腿骨-脛骨間に一定の引き離し力をかけていきます（図6）。

大腿骨-脛骨間に引き離し力がかかると「伸展位で調整された軟部組織スリーブをガイドとして，屈曲位で大腿骨後顆の骨切り位置（前後および回旋位置）」が決定されます（図7）。

すなわち，Pro-Flex Gがその時点（引き離し力）での「軟部組織の気を読んで屈曲ギャップが伸展ギャップと同じになるような後顆骨切り位置に自然と収まって，それを示してくれる」というとわかりやすいかもしれません。この「自然と」というのが感覚的に大切な部分で，「今の周囲の状況を総合的に判断すると，屈曲ギャップが伸展ギャップと同じになるのはここになります」という軟部組織全体としての総意を教えてくれるといってもよいでしょう。

概念的な話はこれぐらいにして，具体的な判断法をお示ししましょう。Pro-Flex Gを使用して大腿骨-脛骨間に引き離し力をかけていくと，術者は「その位置で大腿骨4面カットジグを設置したら」という仮想状況での以下のパラメーターを知ることができます。

> ①大腿骨内側後顆，外側後顆それぞれの骨切り量
> ②大腿骨内側後顆，外側後顆それぞれの骨切り量の差→回旋量
> ③インプラントサイズ（前方スリットより確認）
> ④ハンドルを内・外旋させたときの緊張度，内・外側の離開距離
> ⑤内側側副靱帯を触知したときの手触り，緊張度

以下各パラメーターを順に図示しながら説明しましょう。

▶大腿骨後顆の骨切り量

後顆部がどれだけ骨切りされるかは，最も基本的で重要なパラメーターです。図8に示すようにPro-Flex Gの本体後縁のライン（青点線）がその後顆の骨切り位置で，大腿骨4面カットジグを設置したときの骨切り位置と一致することになります。実際には，外側後顆の骨切り位置は膝蓋下脂肪体が邪魔になりますので，図9のように筋鉤などでそれをよけて確認することが必要になります。

目測が困難であると感じる場合は付属のスペーサーゲージにより，大腿骨後顆の骨切り量のチェックを行うことができますが，私自身は使用したことがありません。なぜなら骨切り量を視認することはさほど難しいこととは思えませんし，骨切り量を正確に推定することは整形外科医としての基本的なトレーニングだと考えるからです。

この後顆部の骨切り量，特に内側のそれが大腿骨コンポーネントの厚みとほぼ同じ（9mm）であればgap techniqueとmeasured resection法で示す位置がほぼ合致したことになります。すなわち，「隙間からみても，形からみてもここ」という状況になり，まずはめでたし，めでたしです。もちろん骨切り量が9mmより大きくなったり，逆に小さくなったりして，解剖学的指標（measured resection法で示す位置）との解離がみられることもよくあり（むしろこちらが普通です），その場合の対処法は項を改めて解説します。

図6 トルクレンチによる大腿骨-脛骨の引き離し

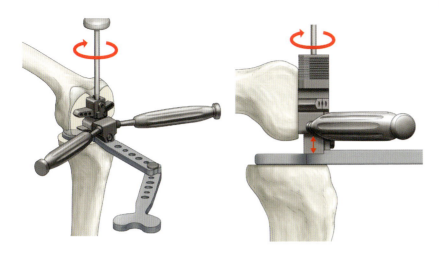

図7 （後顆骨切りの）前後および回旋位置の同時決定

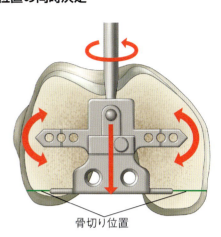

骨切り位置

図8 大腿骨後顆の骨切り量

● が4面カットからのスパイク位置，--- が骨切り位置を示す．

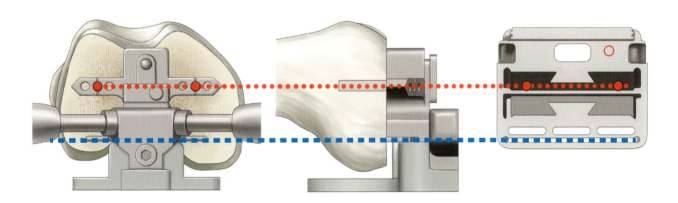

図9 実際の見え方

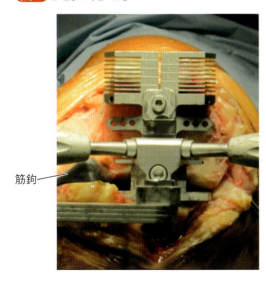

筋鈎

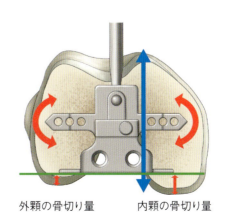

外顆の骨切り量　　内顆の骨切り量

▶**後顆軸からの回旋量**

大腿骨内側後顆, 外側後顆それぞれの骨切り量の差から回旋量が推定できます（図10）。当然大腿骨遠位部の内・外側径にも影響を受けますが, 後顆骨切り量の内外側差1mm当たり約1°の回旋量に相当するのが目安になります。ここでも骨切り量の差から後顆軸からの回旋角度を推定できるようにトレーニングすることが重要です。

 ここだけは**押さえよう！**

ただし, 内反型膝OAではしばしば内側後顆部の軟骨が摩耗・消失していますが, 外側後顆では通常は軟骨が残存していることを考慮に入れなければなりません。このような状況があれば, 内外側の骨切り量（軟骨も含みます）の差からの推定角度より1〜2°余計に外旋が付くことになります。

例えば図11のように内外側の骨切り量にほとんど差がなく, ほぼ中間位であると考えられた場合も, 骨からみれば軽度外旋位に設置されることになります。

理想的な回旋角度

さて, gap technique で決定した際の理想的な回旋角度は何度ぐらいなのでしょう。これについてはさまざまな考え方があり, 軟部組織の状態からみて屈曲ギャップが長方形になる位置なのだから理想の角度などない（すべてが理想の位置）であるというギャップ原理手技の考え方もあります。そうはいっても骨切り量と同様, measured resection 法での回旋と合致（少なくとも近似）していれば「隙間からみても, 形からみてもここ」ということになり, これに越したことはありません。

Measured resection 法での回旋の指標として最も一般的に用いられるのは上顆軸 SEA (surgical epicondylar axis)で, それと後顆軸 PCL(posterior condylar line) とのなす角度は "twist angle" とよばれています。Twist angle が臨床的に重要なのは, SEA が術中に正確に同定するのが困難なのに対して, 後顆軸は容易に視認可能だからです。すなわち術前 CT 像か上顆軸撮影（金粕ビュー）で twist angle を計測しておけば, 術中に定めた回旋位置が SEA とどのような関係にあるのかを容易に計算できます。

Gap technique では, 回旋位置は軟部組織により規定されるので, 解剖学的指標を参照する必要性は低い（ない）ともいえるのですが, やはり解剖学的指標も参考にするために, その膝の twist angle を頭に入れておくと安心なのです。

▶**インプラントサイズの決定**

その時点（つまりその位置でピンを穿ち, 4面カットブロックの位置を決定した場合）のインプラントのAPサイズは, ブレード, スタイラス, サイジングガイドのいずれでも確認できます（図12）。前二者には左右逆のものが用意されていますので膝蓋骨を翻転させないアプローチにも対応が可能です。しかし私自身は常に膝蓋骨を翻転して手術していますし, 一番使用しやすいのでサイジングガイドをもっぱら使用しています（図12b, c）。

 注意点としては, Pro-Flex Gの本体が大腿骨遠位端と密着していることを側面からよく確認することが重要です。後縁が密着しておらず, 屈曲あるいは伸展方向に傾いているとインプラントサイズの決定に大きな誤差が出ますので注意してください（図12c）。

図10 骨切り量の内・外差と回旋

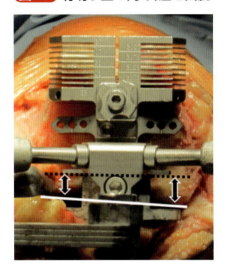

図11 内側後顆部の軟骨が消失している

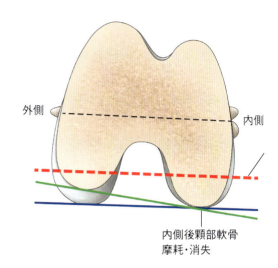

外側　内側

内側後顆部軟骨
摩耗・消失

図12 インプラントサイズの決定法

a

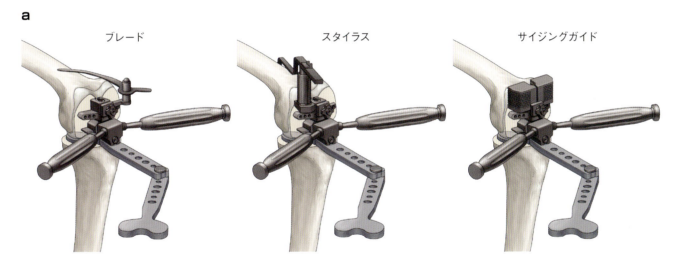

ブレード　スタイラス　サイジングガイド

b

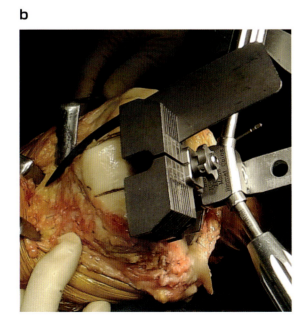

c

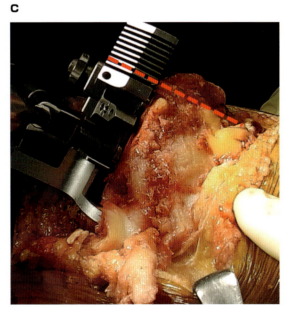

またMLサイジングガイドを使えば，使用予定の大腿骨コンポーネントのML幅が適切かどうか確認することができます（図13）。最近のインプラントはnarrow化が進んできているので，内・外側のオーバーハングが問題になることは少なくなってきましたが，確認しておくと安心かもしれません。

▶軟部組織の緊張度の推定（ハンドル）

Pro-Flex Gに付属したハンドルを内・外旋することにより軟部組織の緊張度を推定することができます（図14）。

屈曲位における適正な緊張度や，その内・外側差については議論が多く結論が得られていないため，定量化機構を器具に組み込むのは非現実的です。従って膝関節の大小，体重，軟部組織の状態などを考慮のうえ，最終的には術者の判断に委ねられることになります。つまり色々な情報をいい意味で「忖度」して，落としどころを決めるのが術者に課せられたミッションということになります。ハンドルを内・外旋すると，その最終段階で脛骨近位端骨切除面とティビアルロッキングスペーサーの間が開きますが，それが2〜3mm程度であるのがほぼ適正な緊張度の目安になるでしょう（図15）。

▶軟部組織の緊張度の推定（MCLの触知）

加えて屈曲位における適正な緊張度については，内側側副靱帯（MCL）を触知したときの手触りが重要であると考えています（図16）。外側側副靱帯は触知しにくいし，できたとしても緩いことが多く，かつコントロールできないのであまり気に

図13 MLサイジングガイド

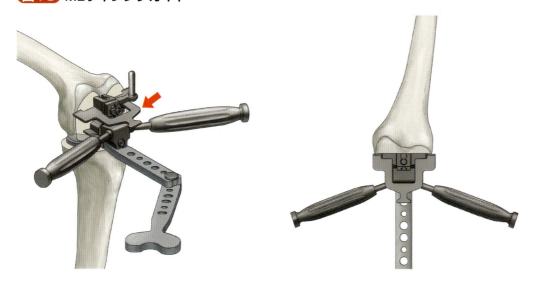

図14 ハンドルによる緊張度の推定　　**図15** 適正な緊張度

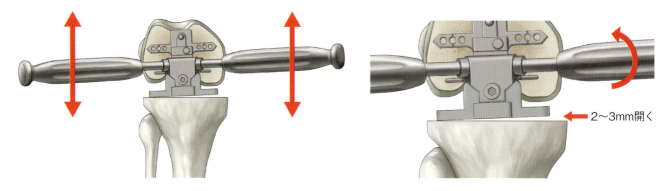

2〜3mm開く

しないことにしています。これは昨今よく耳にする「Medial gap techniqueでの内側だけしっかりしていればよい」という考え方にも通じるのかもしれません。私自身も外側の緩さはコントロールできないので内側だけしっかりしていれば，それでよいと考えています。

　実際の手触りの目安としては，"steel rod"様ではなく，かつゆるゆるでなればよい，というようにある程度幅をもたせて許容範囲としています。このように靱帯を触知したときの手触り，緊張度というのは非定量的で幅がありますので，実際には他のパラメーターを許容範囲に収めたうえで，MCLを触知して最終確認とするという順序になるのが普通です。

図16 MCLの触知

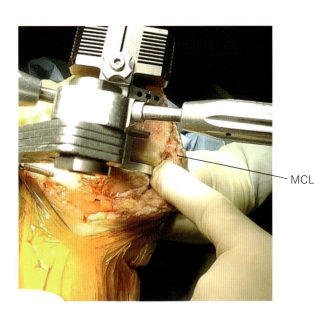

MCL

大腿骨4面カットジグの位置の最終決定とその考え方

　術者の総合判断で許容範囲であると判断すれば，ピン位置をドリリングして4面カットジグの位置を最終決定することになります。

　ここで強調しておきたいのは，modified gap techniqueにおいて正解は（たぶん）1つではないであろうということです。大腿骨-脛骨間の引き離し力が変化すると（トルクレンチを使用すれば130Nということになっていますが，下肢の重さや機械の精度で常に変化します），前述の①〜⑤のパラメーターは連動して連続的に変化します。例えば引き離し力を大きくしていくと，

①大腿骨内側後顆，外側後顆それぞれの骨切り量 ↓
②大腿骨内側後顆，外側後顆それぞれの骨切り量の差から回旋量 ↑
③インプラントサイズ ↑
④ハンドルを内・外反させたときの手触り，緊張度 ↑
⑤MCLを触知したときの手触り，緊張度 ↑

の方向で変化が起こりますが，それぞれがどれだけ，どのような相互関係で変化するかは症例によりまちまちで予想がつきません。ですから最後は術者が症例ごとに総合的な判断を下すことになります。つまりPro-Flex Gが「軟部組織の気を読んで」データをくれるので，それを基に「落としどころを探す」のが術者の仕事なのです。

▶**Measured resection法での骨切り**

こう書くと「やっぱりgap techniqueは難しそう」とか「結局は手触りや主観で決めるんだな」という感想をもたれるかもしれません。確かにこのステップでは多くの因子が連動して変化しますし，それに加えて正解が1つでないことも考えれば，あながち的はずれな批判ではないでしょう。

しかしよく考えてみてください。そういう人が実際に行っている(であろう)measured resection法では，「軟部組織の気を読まず」骨切りして，偶然でき上がった隙間(ギャップ)を軟部組織解離で調整しようとしているのです。私にはそのほうがずいぶん勇気のある(無謀な)難度の高い手技のように思えます。失礼を承知でいわせてもらえば，その位置での骨切りは周りの状況を把握していないから(軟部組織の気を読んでいないから)できるのであって，色々なパラメーターを勘案すれば(つまりgap techniqueで行えば)到底容認できない位置で骨切りしている可能性もある(高い)わけです。ですからさらに失礼を承知でいえば，measured resection法では「知らぬが仏」で骨切りしているのです。

現状ではPCLを切除しながらmeasured resection法で行っている術者も多いようですが，経験を積んだ術者ならともかく，経験の浅い読者が何も考えずに骨切りして(十字靱帯をすべて切除して関節が不安定な状態で)，出たとこ勝負でギャップを合わせようとしてもなかなかうまくいきません。それで術後成績に問題がないとしても，それは天賦の才に恵まれた(無意識のうちにギャップを合わせている)か，幸運に恵まれた(許容範囲がかなり大きく，偶然その範囲に収まった)に過ぎません。

▶**Gap techniqueでの骨切り**

対照的にgap techniqueでは骨切りをする前に色々情報を得て，考える機会があります。すなわち骨切り位置，軟部組織の状態，インプラントサイズなど色々なパラメーターを変えてシミュレーションさせてくれるのがPro-Flex Gなのです。

このことは本書の目的である「TKA全体のlearning curveを減少させる」簡単な手技を追求するという趣旨に反するのではと感じるかもしれません。しかし本当に重要な部分の情報収集と判断力のトレーニングは不可欠なステップなのです。そして骨切り量，できたギャップの大きさ，傾きなどを記録すれば，自分の手技に対するフィードバックが得られ，次の手術に活かせるのも大きな利点でしょう。

重要なことなのに，誰もいわないので最後にもう一度強調しておきます。「本書の読者の」皆さんがmeasured resection法でいくら手術を繰り返しても進歩はありません。

最終的には図17に示すように大腿骨遠位端に設置したPro-Flex Gの穴(赤)を通してドリリングし，できたドリル穴に合わせて大腿骨4面カットジグを設置することになります。

図17 大腿骨後顆の骨切り量

●が4面カットからのスパイク位置，---が骨切り位置を示す。

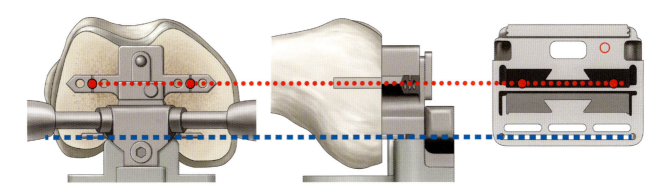

解剖学的指標と解離した場合の考え方とその対処法

▶解剖学的指標との
　解離は当然

　Pro-Flex Gが教えてくれるのは，屈曲ギャップが伸展ギャップと同一の大きさでほぼ長方形になるような後顆の骨切り位置であり，解剖学的指標（上顆軸，前後軸，後顆軸，posterior condylar offsetなど）はまったく考慮していません。ですからgap techniqueで決定した骨切り位置が解剖学的指標を基準としたもの（つまりmeasured resection法により推奨される骨切り位置）と一致しないのはむしろ当然なのです。

　裏を返せばmeasured resection法により推奨される位置で骨切りすれば，ギャップが合うのはむしろ偶然で，合わないのが当然なのです。ですから，まず理解しておいてほしいのは，gap techniqueを行っているからこそ解剖学的指標との解離に気付くのだということです。Measured resection法では，軟部組織の状態や隙間に無関係に（KYに）骨切りするのですから，そもそもそのような解離は存在しようがないのです。

▶解剖学的指標との
　解離は恐るるに足
　らず

　当施設に見学にこられた先生から，「Gap techniqueで過外旋や内旋位になったらどうするんですか？」とか「屈曲ギャップが大きくなりすぎていたらどうすればいいんですか？」という質問をされることがあります。そういわれるご本人はmeasured resection法で手術している方ですので，「出たとこ勝負でいつも骨切りしている（私にいわせれば豪胆な）人が何をいってるのかな？」と感じてしまいます。解剖学的指標と異なる位置をPro-Flex Gが指し示したとすれば，それは現在の軟部組織全体としての状態を術者に伝えてくれているのですから，「なるほど，ご忠告ありがとう」と感謝してその対処法を考えればよいのです。ですから解離があればあるほど「Gap techniqueをやっててよかった」と安堵こそすれ，決して「どうしよう」と困惑する必要はまったくないのです。

　どうしてもmeasured resection法にこだわりたいのなら，Pro-Flex Gを使用しながら，それが解剖学的指標と一致する骨切り位置を指し示すようにPCLも含めた軟部組織解離を調整していくという使い方も考えられます（私も含めて誰もそんなことはしないでしょうが，可能性としてはおもしろいと思います）。

▶解離への対処法の
　考え方

実際によく経験する状況への対処法をお示ししましょう。Gap techniqueを行っている術者の間にも考え方の相違があり，解剖学的指標を無視してそのまま入れる（ギャップ原理主義の）潔い術者もおられます。

しかし私自身はそんな勇気がないので，case by caseで，解剖学的指標も考慮しながら妥協案をみつけることにしています。妥協案というと抵抗があるかもしれませんが，gap techniqueにもmeasured resection法にもそれなりの理論的背景があるわけですから，その間で「落としどころを探す」ことこそが術者の仕事なのです。

もともと両者（gap techniqueとmeasured resection法で示される骨切り位置）の間であれば，臨床的には大きな問題がない（今まで膨大な数のTKAがgap techniqueとmeasured resection法のどちらかで設置されてきました）と予想されますので，この解離は術者が選択してよい（忖度してよい）範囲を示してくれていると考えれば気が楽でしょう。

▶過外旋位になる場合

過外旋位は外側が緩いまたは内側が固い，および両者の組み合わせで起こります（図18）。この場合の対処法としてはまず伸展位に戻り，伸展ギャップに大きな不均衡がないか確認し，内側軟部組織剝離が不足していると判断されれば追加します。その際も必要に応じて屈曲位での内側の骨切り量をチェック（屈曲ギャップが大きくなり過ぎないように）しながら，段階的に慎重に行うことが重要です。

伸展位の大きなバランスに問題がなく，内側の骨切り量が極端に大きくなければ外側の弛緩性が原因ということになりますが，これに対しては有効な軟部組織での対処法はありません。「固いのは剝離で緩められますが，緩いのはどうしようもない」のです。ここでの選択肢は，

①過外旋を許容して入れる
②解剖学的指標（SEA）に合わせて入れる
③上記の2つの間に入れる

の3通りが考えられ，どれが正解かは実は私にもわかりません。過外旋設置は臨床的には問題なく，むしろ屈伸で力強位膝であり，好ましいという意見もありますが，

図18 Pro-Flex Gが過外旋位を示す場合

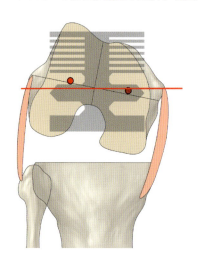
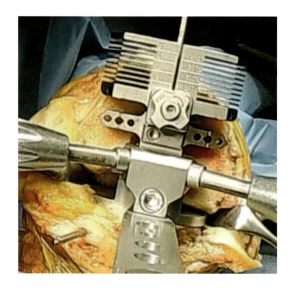

後顆軸から7〜8°以上外旋させると大腿骨外顆後面での固定面積の低下や，脛骨コンポーネントとの回旋ミスマッチの危惧が出てきます。といって外側が緩くなるのがわかっているのに解剖学的指標に合わせて設置するのにも抵抗があります。

私はこうしてます！

> 過外旋の場合，Pro-Flex Gのハンドルを少し徒手的に戻して（内旋位にして），後顆軸より6°以内の外旋位を目標に設置するようにしています。
> 　つまり「外側弛緩性を補正するためにできるだけのことはするが，それとて解剖学的指標を無視はできないのでほどほどの位置で」という妥協案で，よくいえば中庸ですが，悪くいえば日和見的な判断といえるでしょう。
> 　しかし前述したように，gap techniqueとmeasured resection法で示される骨切り位置の範囲が術者が選択してよい（忖度してよい）範囲であると考えるならば，この選択は合理性があり最も安全な方法と考えています。

▶内旋位になる場合

過外旋位になることは比較的よくありますが，図19に示すように内側が緩くなって内旋位になることは（最近私自身は）ほとんどありません。というのもこの状況を避けるために内側の軟部組織剥離を最小限にしているからです。しかし軟部組織剥離が過剰になったり，展開が進んで骨棘を切除したりすると内側が緩くなり，結果的に内旋位になる危険性があります。

またMCLの部分損傷，特に前方線維の損傷も原因となります（図20）。この部分は脛骨を外旋して前方脱臼させたときに緊張して，内側から後方の剥離などの操作の際に損傷されやすいので注意が必要です。見過ごされていることも多いかと思いますが，内側が緩くなる原因としてはこの部分の損傷はそう珍しくないのではと考えています。

図19 Pro-Flex Gが内旋位を示す場合

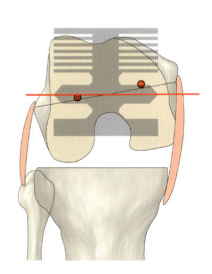

図20 MCLの前方線維

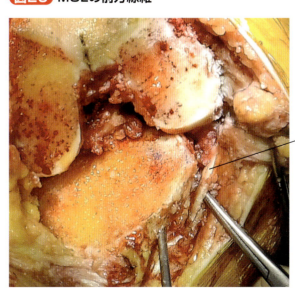

特に突っ張っている

まれではありますが，特に原因は見当たらないのに内旋位になることもあり，もともと屈曲位で内側に弛緩性があったのだと考えざるをえない症例も存在します。

過外旋位は対処法があり，まだ救いがあるのですが，内旋位になると対応に苦慮します。過外旋位と同じ考え方をすれば，

> ①内旋を許容して入れる
> ②解剖学的指標（SEA）に合わせて入れる
> ③上記の2つの間に入れる

の方法が考えられますが，まず①内旋位設置は膝蓋大腿（patellofemoral；PF）関節に悪影響を与える可能性が高く，痛みの原因になることも知られていますので推奨できる方法ではありません。といって②解剖学的指標に合わせて入れるのは，内側の弛緩性を許容することになり，外側の弛緩性（これはいわば生理的です）と異なり不安定性や疼痛の発生が危惧されます。つまりどちらにいってもよい解決策は見出せず，「打つ手がないので，こうならないように注意する」という救いのない結論になってしまいます。しかし術者としてはそんな場合にも最善の方法を模索しなければなりません。

私はこうしてます！

> 　内旋位になる場合は，measured resection法で使用するジグを使って，外旋少なめ（0～1°程度）で骨切りして，ギャップの内側の緩さが許容範囲かどうかを確認します。経験的には3～5°程度の弛緩性は許容できますので，その範囲に収まっていればその位置で設置します。
> 　内側の弛緩性が5°以上あり許容できないと判断されれば，constrained implantの使用を選択せざるをえません。

このような極端な場合ばかりでなく，ギャップが本当に合いますか？　と質問されますが，1mm単位で調整するのは無理な話で，そんなに厳密に調整することは不可能です。それは以下の理由によります。

> ①そもそも屈曲ギャップと伸展ギャップの適正な緊張度は不明です。
> 　a. 屈曲・伸展とも130Nに設定しますがそれが適正かは"？"です。
> 　b. 下肢の重さ，肢位・器械の精度の影響を大きく受けます。
> 　c. デザインにより許容範囲（適正範囲）が異なる可能性もあります。
> ②屈曲0°と90°でのバランスしか評価・コントロールしていません（できない）ので，中間屈曲位や深屈曲位は保証できません。

③当然ですが，屈曲0°と90°以外の屈曲角度でのバランスはインプラント形状の影響を受けます。その観点からインプラントギャップの計測が行われるようになってきていますが，インプラントの形状が多彩であることや解析する因子が多くなることもあり，実際の手技には参考にできません。

　ですから今私たちが行っているgap techniqueは，屈曲ギャップと伸展ギャップだけでも可及的に合わせて，全可動域での緊張度（ギャップ）が許容範囲に納まる可能性を最大限にしようと努力しているに過ぎません。そのため予想を超えて内旋位になってしまう場合もあり，それに備えるためにconstrained implantの正しい知識とback upが重要になってきます。

手術の実際

大腿骨・脛骨の仕上げ

屈曲・伸展ギャップの最終確認

▶内側半月板の切除

大腿骨後顆部の骨切りが終了して，屈曲ギャップができればこの時点で内側半月板を切除します。

私はこうしてます！

半月板の切除は，手術のもっと早い段階で行う術者が多いのですが，私は屈曲ギャップを作製した時点のほうが視野がよいうえに，内側側副靱帯（MCL）も触知しやすいので，この段階で切除することにしています。

▶前節〜中節部

注意点としては当然のことですがMCLを損傷しないことです。
　特に前節〜中節部を切除する際にはMCLがすぐ近くを走行していますので，確実に触知して，その近傍では余裕をもって半月板の実質内で切除するくらいの気持ちで行うようにしてください（図1a, b）。

図1 内側半月板の切除
MCLを赤矢印で示す。

a
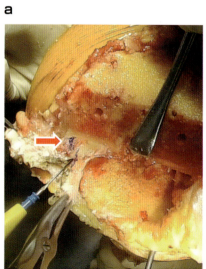

b
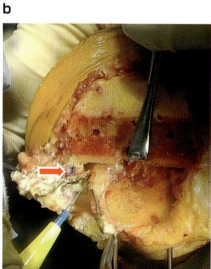

c
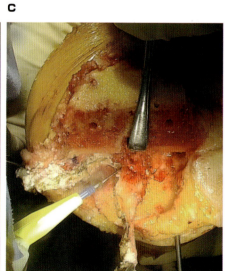

▶中節部後方〜後節部

　内側半月板中節部後方から後節部にかけてはMCL損傷の危険性はなくなりますが，後方に分厚い軟部組織が付着していますので，前方に引っ張り出したうえで，脛骨近位骨切り面を「まな板」にする要領で切除していくと安全です。私は恩師であるFreeman先生に「脛骨近位切除面に引っ張り出して切除するようにすれば大事なものを切る恐れはない」と教わりました（図1b, c）。

　いずれにせよ半月板が少しくらい残存しても，それによる障害は経験したことがなく，報告も聞いたことがないので，あまり深追いはせずに安全な部分で，確実に切除するようにすればよいでしょう。

▶軟部組織バランスの確認

　理論的にはgap techniqueによる大腿骨後顆の骨切りが終了すれば，伸展ギャップとほぼ同じ大きさの屈曲ギャップが形成されているはずです。得られたギャップの大きさや内・外バランスの確認は，スペーサーブロックを挿入して行うのが一般的ですが，実際の確認法はさまざまで標準といえる方法はありません。実際に当施設に見学にこられた先生方に，屈曲と伸展ギャップを確認してもらいますが，下肢の保持法，屈曲角度や肢位，ストレスのかけ方，緊張度の評価法など，まさに千差万別で興味深く観察させてもらっています（失礼ではありますが）。

　このことからもおわかりのように，「適正な軟部組織バランスを確認する」といっても，スペーサーブロックを用いる方法は主観的で不正確ですので，私は必ずテンサーを用いた定量的評価を併せて行っています。ですから私がスペーサーブロックを用いた評価に一家言をもっているわけではありませんが，自分なりに注意している点を挙げておきます。

▶バランス確認時の注意点

　まず，膝関節を完全伸展位（過伸展ストレスをかけた状態）で内・外側のバランスを判定するのは推奨できません（図2）。この状態では後方関節包が緊張して内・外反が抑制されますので，正しい弛緩性は判断できないとされています。

　ですから膝関節を軽度屈曲位（後方関節包の緊張をとった状態で）にして内・外側の弛緩性，バランスを判定することが推奨されます。これはテンサーを用いた計測の際にも同様で，膝窩部を軽く手で持ち上げるようにして，後方関節包の緊張をとった状態で計測しないと正確な値は得られません（図3）。この状態（軽度屈曲位）で徒手的に内・外反ストレスをかけたとき，スペーサーブロックと骨の間に2〜3mm程度の隙間ができるのが，ほぼ適正な緊張度の目安とされています。

図2 スペーサーブロックによる軟部組織バランスの確認

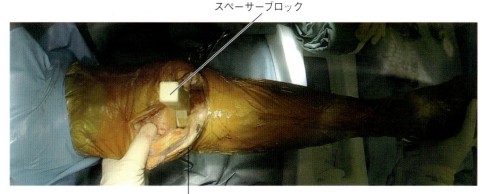

完全伸展位では，正しいバランスの判定はできない。

それに加えてスペーサーブロックを挿入した状態でMCLの緊張度を触知するのも，とても重要です（理論的にはこれは完全伸展位で評価しても差し支えないでしょう）。目安としては，「大腿骨遠位端の骨切り」(p.65)で述べたように「Steel rod様ではなく，かつゆるゆるでなければよい」とある程度幅をもたせて許容範囲とします。外側は触知できませんし，たとえ緩くても（きついことはまずありません）それをコントロールできないので，ここは欲張らず「少なくとも内側だけしっかりしていればOK」と考えましょう。

▶伸展ギャップと屈曲ギャップが一致しない場合

伸展ギャップと屈曲ギャップを総合評価して，許容範囲と判断すれば次の大腿骨・脛骨の仕上げのステップに進むことになりますが，いつもそうなるとは限りません。理論的にはこの時点で伸展ギャップとほぼ同じ大きさの屈曲ギャップが形成されているはずですが，下肢の重さ，肢位・器械の精度の影響を受けますので思い通りにならないこともときどき（よく？）あります。しかし幸いなことに，ここで対処しなければならない状況はほぼ以下の2通りに限定されます。

①伸展ギャップが小さい。
②屈曲・伸展ギャップとも小さい。

まず，なぜこのようになるかを説明しましょう。屈曲・伸展ギャップとも大きいという状況は，脛骨骨切り量と軟部組織剥離を最小限にしておけば（今まで強調してきたことです）滅多に起こることはありません。こうなると厚いインサートを使用しなければなりませんが，逆にいえば厚くすればそれで済むことです。

また色々な理由付けはさておき，実際問題として，PCL切除＋gap techniqueで手術を行えば，屈曲ギャップが小さ過ぎて困るということはほとんどありません。つまり屈曲・伸展ギャップの両者ができ上がった時点では「伸展ギャップだけをいかに広げるか」と「両方のギャップをいかに広げるか」を考えればよいことになります。

図3 テンサーによる確認

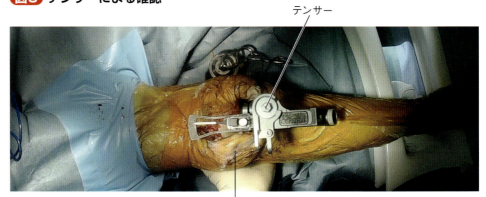

▶伸展ギャップだけ広げたい場合

基本的には伸展ギャップを作製した後の手技（p.65参照）と同じですが，屈曲ギャップを作製してからのほうが作業スペースがあるので，特に大腿骨内側後顆部の骨棘切除はこの時点のほうが容易，かつ徹底的に行えます。

①脛骨近位端内側後部の軟部組織剥離の追加と余剰骨切除

膝関節を屈曲して，胡座位として脛骨骨切り面後内側に付着している軟部組織の遠位への剥離を追加します。その後，適合する脛骨トレーに合わせて脛骨後内側の余剰骨を切除します（図4）。

②大腿骨内顆後部の骨棘切除

大腿骨顆部後面にリウエルを挿入して後方の骨棘を切除します。その際には脛骨近位骨切り面にリウエルを当てて，梃子の要領で大腿骨後顆部近位の骨棘を切除するようにします（図5）。

図4 脛骨近位端内側後部の軟部組織剥離の追加（a）と余剰骨切除（b）

a：軟部組織剥離の追加

b：余剰骨切除

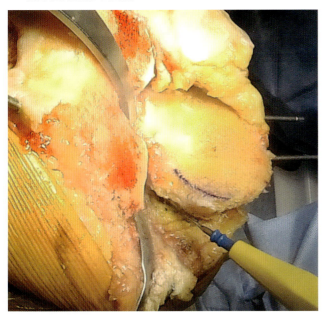
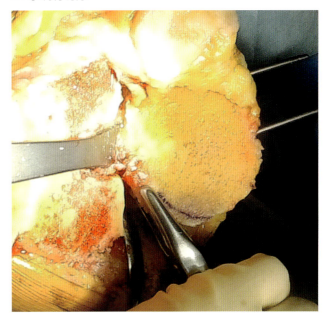

図5 大腿骨内顆後部の骨棘切除

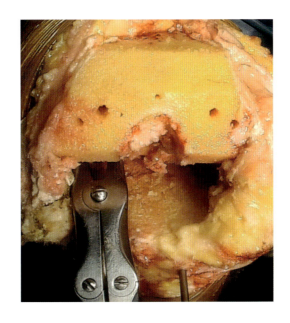

③大腿骨遠位端の骨切除追加

伸展ギャップのみを広げるには最も直接的で有効な方法ですが，当然joint lineの上昇を伴い，4面カットを行った後では操作も煩雑です。これまでの大腿骨遠位端の骨切除量にもよりますが，ほとんどの場合は上記の手技で対応可能で，この時点で追加骨切除が必要になることはあまりありません。

▶伸展ギャップ，屈曲ギャップの両方を広げたい場合

この場合，誰でも脛骨近位端骨切りの追加を選択肢として考えるでしょう。しかし，この段階で脛骨近位端骨切りを追加することはgap techniqueの基本理念からいえば実は「禁じ手」なのです。理由がすぐにわかった読者はgap techniqueの本質をよく理解されていると思いますが，すぐにわからない方も読み進める前にしばらく自分なりに考えてみてください。

緊張度と回旋位置の一対一対応

この部分はちょっとわかりにくいかもしれないので，前に述べた「Gap techniqueでは正解は1つではない」という記述とも関連させて少し説明しておきましょう。

図6は前項（p.74）で述べた屈曲位で大腿骨-脛骨間に引き離し力をかけたときの，大腿骨と脛骨の位置関係を模式的に示したものです。左から右にかけて引き離し力が大きくなり，青線が後顆軸を，赤線がgap techniqueによる後顆の骨切り位置を示していると考えてください。

a→b→cの順番に大腿骨-脛骨間の引き離し力を大きくしていくと，外側は内側に比べて緩いので大きく持ち上がります。内側ももちろん持ち上がりますが，その量は外側と比べて少ないので，引き離し力が大きくなるにつれて，外側の骨切り量がどんどん少なくなるのに内側はそれほど減らないので，後顆骨切り線は大腿骨に対して外旋してくることになります。ここではa, b, cの3つの状態しか示していませんが，実際はこの間（正確にいえばこの前後にも）に無数の引き離し力と回旋位置（骨切り量）との均衡点があるのです。Gap techniqueの本質が，「伸展位で調整された軟部組織スリーブをガイドとして，屈曲位で大腿骨後顆の骨切り位置（前後および回旋位置）を（同時に）決定すること」だと述べてきましたが，前後位置と回旋位置は同時に決定され，一対一に対応する（べき）ものなのです。

これでgap techniqueでいったんギャップを作った後で，脛骨近位端骨切りを追加することが「禁じ手」である理由が何となくおわかりいただけたと思います。簡単にいえば，「連動させて決めた2つの因子の片方だけを単独で変化させている」からなのですが，無理に例えれば「10個買うと10%引き，20個で20%引き，30個で30%引きの条件で20個買うと交渉成立したのに，10個しか買わないで20%引きを要求するような状況でしょうか（かえってわかりにくいような気もしますが…）。

図6 屈曲位で大腿骨-脛骨間に引き離し力をかけたときの大腿骨と脛骨の位置関係

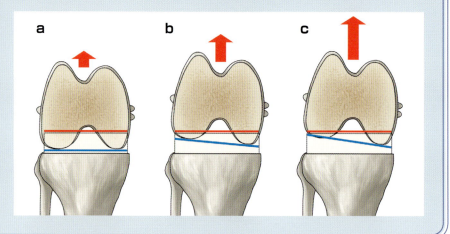

答えは「大腿骨の回旋位置は，(術者が適正と判断した)ある緊張度(引き離し力)の下で決定されたものなので，脛骨近位端骨切りを追加して緊張度を変えるのなら，それに対応する回旋位置も変えなければならない」からです(p.90の囲み参照)。
　しかし実際には屈曲と伸展ギャップの両者の緊張度が高ければ現実には脛骨の追加骨切りが第一選択になりますし，私もそうしています。このようないわば「ルール違反」がどうして許容されるのか，理屈(いいわけ)を考えることは，gap techniqueの理解にも役立ちますし，思考実験としてもおもしろいので，ちょっと考えていきましょう(ちょっとくどいのでもういいや，という人は読み飛ばしていただいて結構です)。

▶脛骨の追加骨切りが第一選択になる理由①

　最大の理由は，適正と判断された緊張度にかなり幅があるからです。「なぁんだ，そんなことか」とお怒りになるかもしれませんが，ある均衡点(交渉成立の条件)は引き離し力を変化させて，適正な緊張度と判定した時点でのものですが，当然主観的で曖昧な部分があります。平たくいうと，良くも悪くも「術者の気分次第」であるということです。実際問題，トルクレンチなどを使用すれば引き離し力は定量化できますが，緊張度の定量化は非常に困難です。
　これをもっともらしくグラフ化すると図7のようになります。つまり理論的には図7のように緊張度(前後位置)と回旋角度は同時に決定され，一対一に対応する(べき)ものなのですが，実際には図8のように両者はある程度の幅をもって対応しているため，少しぐらい緊張度(前後位置)が変わっても許容範囲に収まる可能性が高いのです。「エエ加減はエエ(大阪弁でよいという意味です)加減」とはいいえて妙な表現です。

▶脛骨の追加骨切りが第一選択になる理由②

　第2の理由は追加骨切り前の外旋角度は，やや緊張度が高い状態で決定されていたはずですから，やや外旋角度が多めになっていることが考えられます。前述のように過外旋位での設置は，内旋位設置より問題は少なく，許容される方向への偏位ですので問題は少ないと考えてよいでしょう。

▶脛骨の追加骨切りが第一選択になる理由③

　最後の理由は他のよい解決法がないことです。理論的には大腿骨後顆の骨切りを追加して(1サイズ小さいインプラントを使用)，大腿骨遠位端にも追加骨切りを行えばよいことになりますが，2箇所の骨切りを追加するのは煩雑ですし，さらにインプラントサイズの変更，joint lineの変化という問題も出てきます。つまり手間がかかるだけでなく，不確定要素の多い対処法なので，特殊な場合を除いては推奨されない方法といえます。

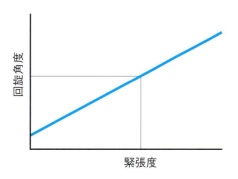

図7　緊張度と回旋角度の関係(理想)

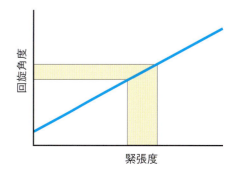

図8　緊張度と回旋角度の関係(実際)

理屈っぽいことを長らく書きましたが，このような試行（思考）錯誤ともいうべき過程を経ながらインプラントの入る隙間，つまりギャップを作るのがgap techniqueの実際なのです。そういう風に眺め直してみると，できる隙間を考えずにむやみに骨切り位置を決めてしまうmeasured resection法がいかに大胆で，「出たとこ勝負」的な手技なのかということが改めて感じられると思いますがいかがですか？

大腿骨の仕上げ

再度伸展ギャップと屈曲ギャップを総合評価して，許容範囲と判断すれば次の大腿骨，脛骨の仕上げのステップに進むことになります。具体的な手技は使用機種によりさまざまですので，本項では例として当施設で主に使用しているVanguard PSRP（PS-Mobile型，Zimmer Biomet社）を用いた場合を記載しておきますが，どのような機種でも基本的な考え方は共通です。

この段階で特に注意を払うべきは以下の3つのステップになります。

> ①大腿骨コンポーネントの内・外側位置の決定。
> ②脛骨コンポーネントの回旋位置の決定。
> ③脛骨コンポーネントのサイズおよび内・外側位置の決定。

▶**大腿骨コンポーネントの内・外側位置の決定**

大腿骨コンポーネントの内・外側位置についてはあまり言及されることはありませんが，膝蓋骨のトラッキングの観点から外側設置が望ましく，内側設置は避けるべきとされています。

▶**膝蓋骨トラッキングに影響する因子のまとめ**

ここで膝蓋骨トラッキングに影響を与えるコンポーネントの設置位置についてまとめておきましょう。

①**大腿骨コンポーネントの回旋（外旋位設置が好ましい）**

図9bに示すように大腿骨コンポーネントが内旋位に設置されると膝蓋骨トラッキングが悪くなります。

②**脛骨コンポーネントの回旋（外旋位設置が好ましい）**

図9cに示すように脛骨コンポーネントが内旋位に設置されると，脛骨結節が相対的に外側に位置することになり，Q-angleが増大して膝蓋骨トラッキングが悪くなります。

③**膝蓋骨コンポーネントの内・外側位置（内側設置が好ましい）**

膝蓋骨のcentral（vertical）ridgeは内側に偏位しているので，それに合わせて膝蓋骨コンポーネントを内側に寄せた（medialize）ほうが膝蓋骨トラッキングはよくなります（図9d）。

図9 膝蓋骨トラッキングに影響するコンポーネントの設置位置

a：適正な設置

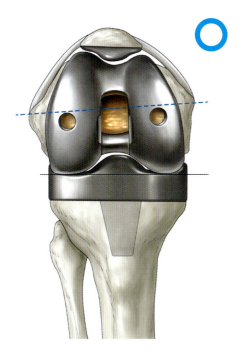

b：大腿骨コンポーネント内旋位設置

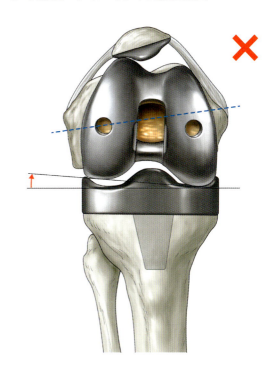

c：脛骨コンポーネント内旋位設置

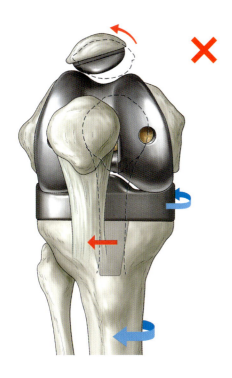

d：膝蓋骨コンポーネントの内側設置

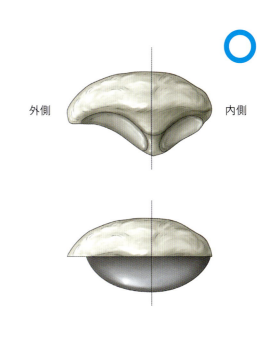

④大腿骨コンポーネントの内・外側位置（外側設置が好ましい）

　影響力の強いのは①→④の順で，最後の大腿骨コンポーネントの内・外側位置については外側に寄せるといっても限界があるので，膝蓋骨トラッキングに大きな影響を与えることはありませんが，「チリも積もれば」ですので，わずかでも外側に設置するに越したことはないでしょう。

　実際に大腿骨コンポーネントの内・外側位置を決めるための解剖学的指標としては，①内・外側上顆，②骨切り面（遠位および前面），③顆間窩がありますが，私は大腿骨の①内・外側上顆を一番重視しています。その理由は術後のX線像で視認できるのは上記の3指標のうちこれだけで，これに合わせて設置すると術後X線像がきれいにみえるからです。具体的には図10のように内・外側から内・外側上顆をはさみ込んでインプラント内・外側縁からの距離を確認して設置位置を大まかに決めて，それを遠位および前面の骨切り面，および顆間窩でチェックして微調整するようにすればよいでしょう。

図10 大腿骨コンポーネントの内・外側位置の確認

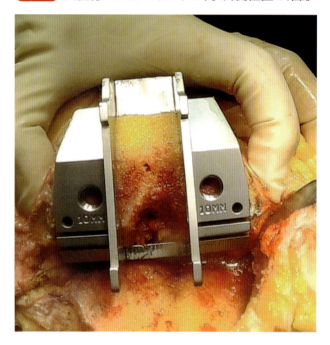
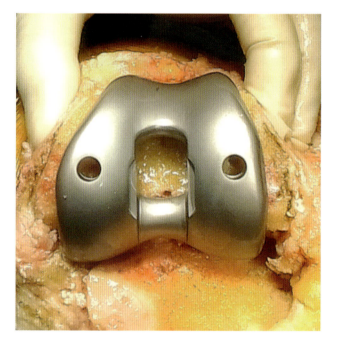

脛骨の仕上げ

▶脛骨コンポーネントの回旋位置の決定

脛骨コンポーネントの回旋設置の不良，特に内旋位設置は膝蓋骨トラッキングに悪影響を及ぼすばかりでなく，術後の疼痛とも関連しているとされているのでここは重要なステップです。脛骨コンポーネントの回旋位置を決定するための指標としては以下の3つが代表的なものです。

①PCL付着部中央と膝蓋腱付着部内縁を結ぶ線（Akagi line）
②脛骨粗面内側1/3
③最大の被覆率（coverage）が得られる位置

その他にも脛骨顆間隆起間溝（midsulcus line）や脛骨前面皮質骨のカーブに合わせるという方法も報告されており，脛骨コンポーネントの回旋設置位置を決定する最適な解剖学的指標に関しては論議があるといってよいでしょう（術中に決定するいわゆるROM techniqueは解剖学的指標ではないので，ここでは論議しないことにします）。

▶脛骨回旋の指標① Akagi line

現在，私はAkagi lineを指標として脛骨の回旋を決定しています。その最大の理由は，上記の指標のなかで大腿骨側と関連して定義されているのはAkagi lineだけだからです。他の指標はすべて脛骨単独で決定されたもので，大腿骨とは何の関連もありません。ですから「脛骨の正面はどっちだ？」という視点に立ったものといえます。それに対してAkagi lineは大腿骨SEA（surgical epicondylar axis）の垂線と最も回旋が一致する脛骨側の指標として定義されています。そしてこれは正常膝のCT像を基にしていますから「大腿骨正面と一致する脛骨の方向はどっちだ？」という視点に立ったものです（脛骨におけるWhiteside lineに相当します）。

これが実際の手術でどういう意味をもつか考えてみると，Akagi lineは「正常膝のTKAで大腿骨側の回旋をSEAに合わせた場合，最も回旋ミスマッチが少なくなるような脛骨側の回旋位置」ということになります。「Mobile bearing（MB）の功罪」（p.116）で述べるように，実際には内反型膝OAの場合は，大腿骨－脛骨間に回旋変形が起こっていますから，Akagi lineに合わせて設置してもミスマッチは不可避なのですが，少なくとも正常膝で一致している指標に上下とも沿わせるという理論的背景があることは大きな強みであるといえます。

▶脛骨回旋の指標② 脛骨粗面内側1/3

脛骨粗面内側1/3に関しては，ある意味不思議な定義で，後方の参照点が明示されていません。そのためいろいろな定義があり，文献的にも混乱があるようです。歴史的には，古典的名著であるInsallの『Surgery of the Knee』のなかで「脛骨コンポーネントの回旋は脛骨粗面のやや内方に向けて設置する」と，曖昧な表現で記載されています（図11）。この記載と図から考えれば歴史的には，脛骨コンポーネントの正面中央を脛骨粗面内側1/3に向けるというのが行われてきた方法と考えてよいでしょう。

この方法の問題点としては，脛骨コンポーネントの正面中央を脛骨粗面の内側1/3に向けようとすると，実際にはかなり外旋方向に振った設置となり，「そんな外旋方向には入れられない」という状況になりがちなことです。

図11　脛骨コンポーネントの回旋位置の決定

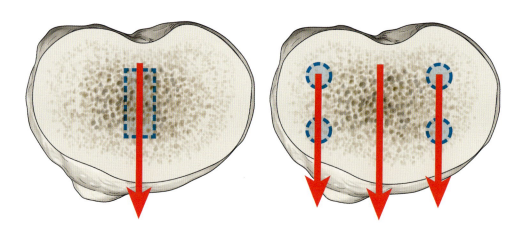

(Insall JN. Surgery of the knee. 2nd ed, Elsevire, 1994)

▶脛骨回旋の指標③
　最大被覆率

　また最大の被覆率（coverage）が得られる回旋位置については，固定力の観点からは最善なのですが，こちらは内旋方向に振れるのが問題になります。前述のように脛骨コンポーネントが内旋位に設置されると，脛骨結節が相対的に外側に位置することになり，Q-angleが増大して膝蓋骨トラッキングが悪くなります。加えて脛骨コンポーネントの内旋位設置は術後の疼痛とも関連しているという報告も多く，内旋位設置は避けるべきだというのは一般的なコンセンサスでしょう。

▶最も有用な指標は？

　歴史的には前述の「最大の被覆率（coverage）が得られる位置」と「脛骨粗面内側1/3」（Akagi lineが提唱されたのは2004年です）の二者が主として用いられてきた。両者を併用した場合，前者が内旋位設置，後者が外旋位設置となる方向を指し示すことになり，両者を勘案してそのほぼ中間位に設置する（せざるをえない）状況が多かったのではないかと推察されます。実際に術中にAkagi lineも含めた3つの回旋指標を比較してみると，Akagi lineは他の2つの指標のほぼ中間に位置しています（図12）。

ここだけは**押さえよう！**

　最大被覆率と脛骨粗面1/3を指標にすると，歴史的にはAkagi lineとほぼ一致した回旋位置に設置されていたと考えられます。そのうえAkagi lineは大腿骨上顆軸と一致しているため，ミスマッチを最小にできるという（少なくとも正常膝では）理論的な背景もあるため，このなかでは最も有用な指標ということができるのです。

図12 大腿骨コンポーネントの位置（内旋位）

a：最大被覆率

b：脛骨粗面内側1/3

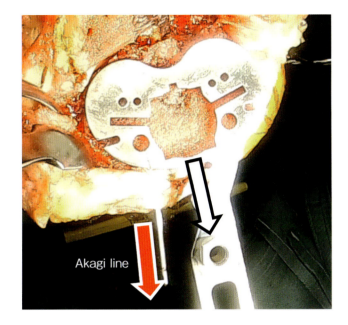
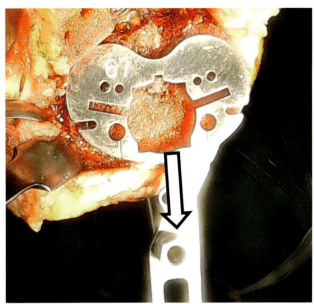

▶ **正確な設置のために**

Akagi lineに正確に設置するためには，以下の手技を確実に実践することが重要です。

> ①脛骨近位端の骨切り前にAkagi lineを同定しておく。
> ②脛骨骨切りガイドは，それと平行にピン刺入固定する仕様のものを使う。
> ③脛骨近位端骨切り後も，少なくとも1本ピンを残しておく。

実際には，mobile型であればcoverageを優先して軽度内旋位設置を許容することもありますし，medial pivot型では大腿骨−脛骨間のミスマッチが重要ですので，ROM techniqueで実際の大腿骨の向きも考慮して設置することもあります。いずれにしても上記の手順により，Akagi lineを示すピンを残し，参照しながら最終決定することが重要です。

手術の実際

膝蓋骨の置換

なぜ膝蓋骨を置換するのか

膝蓋骨の置換の是非については「術式選択および機種選択」(p.8)の項で触れましたが，ここでもう一度「なぜ私が膝蓋骨を全例置換するか」をお話ししておきます。そもそも膝蓋骨置換をその得失から論議するなら，どちらの立場でもエビデンスを集めることは可能で，容易に結論が出るトピックスではありません。そこで，ここでは少し異なった視点からこの問題を考えてみます。

本書における最優先事項は手術の難度を下げて，術式全体のlearning curveを減少させることでした。そのためには膝蓋骨は置換したほうがよいと私は考えています。置換してもしなくても臨床成績に差がない（といわれている）のに？　と怪訝に思われる先生もいるでしょう。

▶膝蓋骨の選択的置換

当施設に見学にこられた先生方に膝蓋骨置換について尋ねると，進行した膝OAや膝前面痛がある場合，そして炎症性疾患（関節リウマチ）では置換するという「選択的置換」が多数派です。また原則非置換という方にその理由を尋ねると，「時間もかかるうえに，うまく置換する自信もないから，まあ成績に差がないという報告もあるので…非置換にしています」という消極的な意見が多いようです。要するに「手間をかけて下手に置換するくらいなら，しないほうがましだろう（自分の責任にはならないし）」ということなのでしょう。

膝蓋骨置換の是非に絶対的な正解があるわけではありませんし，どの答えを選ぶかは読者一人ひとりが自らの知識，経験に基づいて判断するのが理想です。しかしその知識，経験，判断力が十分であれば，皆さんは本書を手に取っていないはずです。これからの議論は（失礼を承知で），読者の皆さんには選択的置換のための基本的な知識，経験，ひいては価値観は確立されていないことを前提にしています。

そうすると，大多数を占める「選択的置換」の根本的な問題がみえてきます。実際の手術で何が一番難しいか考えてみてください。私は判断（judgement）だと考えています。膝蓋骨を選択的に置換するためには，まず個々の症例においてそれが温存可能か（温存する意味があるか）を判断する必要があります。そのためには膝蓋大腿（PF）関節の軟骨の変性程度，膝蓋骨トラッキング，使用機種（patella friendlyか否か），患者さんの年齢，活動性，肥満度など，判断材料は非常に多岐にわたります。さらに問題なのは，この判断基準が術者によってまちまちで，必ずしも統一されていないことです。

▶膝蓋骨の全例置換

これと対照的に全例置換すると決めておけば何の迷いもありません。そのうえ，その単純さと引き換えに失うものは（少なくともEBMとしては）何もないのです。この判断（力）がいらないという観点は，術式選択において今まであまり注目されてきませんでしたが，経験の浅い術者にとっては最も重要であるといっても過言ではありません。

また判断を回避したほうがよいということとも深く関連しますが，選択した手技がすべての症例で使えればそれに越したことはありません。つまり禁忌となる（しないほうが絶対よい）症例のない方法が好ましいということです。膝蓋骨非置換にはRA，高度PFOA，膝前面痛の強い患者さんなどでは置換せざるをえない，つまり高い確率でやらないほうがよい（と思われる）症例が存在します。またPS（posterior stabilizer）型では大腿骨側にboxが存在するので，構造的にPF関節が弱点となるので膝蓋骨置換が強く推奨されています。

　これと対照的に膝蓋骨を置換すると決めればすべての症例，機種に適応可能です。そしてしつこく強調しているように，EBMの見地からは両者の成績は控えめにいっても差がない，つまり失うものは何もないのです。**読者がまず膝蓋骨置換を学ばなければならない大きな理由は，この1つの手技で全症例に対応できるという万能性にあります。**

　最後に，本書の趣旨からはこれが最も大きな理由になるのかもしれませんが，置換できる術者は非置換という選択肢も場合によっては選択可能ですが，置換できない術者は置換するという選択肢が選べないという単純な事実です。今後研鑽を積んで，皆さんが選択的置換のための知識や価値観を確立したとしても，手技をマスターしておかないと始まりません。つまり膝蓋骨置換に関しては**「"やるかやらないか"の問題なので，"やらない"とうまくできるようにはならない」**，だから読者の皆さんは，まずは**置換手技を習得すべきだという論法が成り立つのです。**

▶膝蓋骨の全例非置換

　では「全例非置換」はどうでしょうか？　一見極端な意見のようですが，私はこれは一理あると考えています。最大の理由は，PF関節の特殊性です。すなわちPF関節の愁訴，痛みはよくわからないことも多く，X線所見と合致しないこともしばしば経験します。要するに「わからないこともたくさんあり，予見できない」のです。一般的にはRA，高度PFOA，膝前面痛の強い患者さんなどでは置換したほうがよいとされますが，これにしっかりしたEBMがあるのかといえば実は疑問なのです。

　実際に全症例で非置換を通してこられた先生の話を聞いてみると，禁忌とされている症例でもPFの愁訴はほとんどないとのことでした。これには優れた手術手技はもちろん，使用機種，デザイン（LCSを使用しており，膝蓋骨grooveが深く，mobile bearing機構をもちます）も大きく関与していると推察されます。

　近年，PCL切除後にPS型ではなくCS（cruciate sacrifice）-mobileやmedial pivot型も選択肢になってきていますが，**CR（cruciate retaining）も含めたpatella friendlyな機種では（つまりPS型以外では），全例膝蓋骨非置換は選択肢となるでしょう。**

　私は非置換の最大の利点は，術後の伸展機構損傷に対処しやすいという点だと考えています。膝蓋骨骨折も含めて術後の伸展機構損傷は頻度は高くありませんが，予後が非常に悪く，治療に難渋することが多いのです。ですから伸展機構に侵襲を与えない非置換は予防，治療の両方から大きなメリットがあります。また手術時間の短縮，コストの削減も忘れてはならない大きな利点でしょう。

　ただ非置換を選択するなら，**全例（高度OAでもRAでも）原則として置換しないという強い信念をもって行うべきでしょう。**繰り返しになりますが「判断」が手術で一番困難なステップなのですから。

以上まとめておくと，

①判断(力)がいらない
②全症例に対応できる
③やらないと，うまくできるようにはならない

という観点から本書の読者の皆さんには膝蓋骨を全例置換することを推奨します。

膝蓋骨置換の実際

▶膝蓋骨の骨切り法

私は膝蓋骨の骨切りはフリーハンドで行います。その理由は「使いやすく優れた骨切りジグがない(発見できていない)」ということに尽きます。ですから使い慣れて信頼できるジグをお持ちであれば，この部分は読み飛ばしていただいて結構です。私自身は今までさまざまなジグを使用してきましたし，他の術者が使用するのをみてきましたが，結局以下に述べるようなフリーハンド手技に落ち着いてしまいました。骨切りジグを使用していて一番困るのは「自信をもって大きく間違ってしまう」ことです。その点，現在行っている方法では大きな失敗(極端な斜め切りや切りすぎ)をする可能性はほとんどありません。具体的には膝蓋骨の内側に骨切りラインのマーキングをして骨切りをするだけなのですが，細かい注意点も含めて順に説明していきましょう。

▶膝蓋骨骨切り面の設定

膝蓋骨骨切り面は，前方(関節面と反対側)骨皮質を指標として，それと平行にすることを目標とします(術後X線像で確認できるのは，前方骨皮質しかありません)。フリーハンドといっても骨切り面は三次元的に自由度がありますので，膝蓋骨の内側面に前方骨皮質と平行な線を引くのが最初のステップです。その前後位置(骨切り量)は次の2つの位置を参考にして決めます。

①膝蓋骨コンポーネントの厚み分だけ骨切除する位置(図1青線)
②残存する膝蓋骨の厚みを10〜15mmにする位置(図1赤線)

私は通常は，①膝蓋骨コンポーネントの厚みだけ切除することを目標にします。つまり図1のように膝蓋骨の厚みが十分にある場合，上記の2つの線(図1赤線と青線)の間なら(理論的には)どこでもよいことになりますので，術者がこの範囲で設定すればよいことになります。私は，残存膝蓋骨をできるだけ多くしたいので，ほとんどの場合コンポーネントの厚み分だけ骨切除することになります。

しかし，図2のように膝蓋骨が薄く，コンポーネント分だけ骨切除すると残存膝蓋骨の厚みが10〜12mm以下になる場合は，骨切り量を減少させて最低でも10mm以上を確保するようにします。

膝蓋骨の置換

ここだけは押さえよう！

　膝蓋骨骨折も含めて術後の伸展機構の損傷は治療に難渋することが多く，予後も不良ですので，決して薄くしすぎないように注意しましょう。

　極端に小さな膝蓋骨や，骨粗鬆症が非常に強い症例では膝蓋骨を置換しない（できない）ことがあります。これは滅多にあることではなく，私は今までそれぞれの理由で置換しなかった経験が1例ずつ，計2例あります。

図1 膝蓋骨の骨切り面

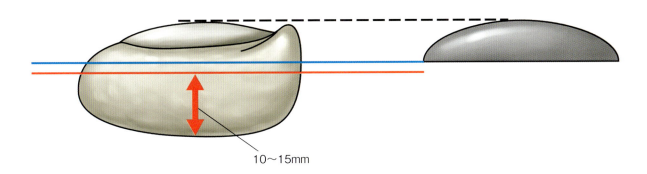

10〜15mm

図2 膝蓋骨が薄い場合の骨切り面

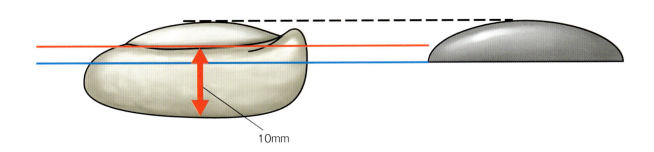

10mm

▶ フリーハンドでの
　骨切りの実際

実際の手技としては，軟部組織を剥離，骨棘を切除して，図3のように膝蓋骨内側面に電気メスで前方骨皮質と平行な線を引きます。

その後，助手に膝蓋骨前方骨皮質が床と平行になるように保持してもらい，ボーンソーも床と平行にし保持して，先に引いた目安の線に沿って骨切りを開始しますが（図4a），少しボーンソーが入った時点で正しい位置に入っているか確認します（図4b）。その際の肢位ですが，私は伸展位で行いますが，屈曲位のほうが膝蓋骨が保持しやすいのであればそのようにしてもよいでしょう。

ボーンソーを入れる位置と方向が正しいことが確認できれば，ボーンソーを外側関節面に向けて進めていきますが，この時点で微調整するのはボーンソーの上下方向の向きだけです。膝蓋骨前方骨皮質が床と平行になるように保持できていて，ボーンソーを床と平行に進めて行けば大きな誤差は生じないはずです。

図3 電気メスで前方骨皮質と平行な線を引く

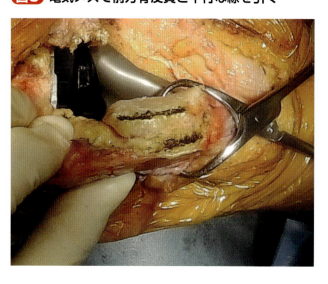
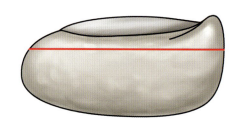

図4 骨切りの開始

a：線に沿って骨切り　　　　　　　　b：骨切り位置の確認

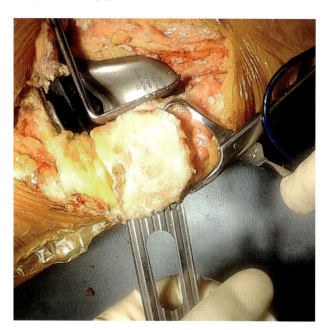
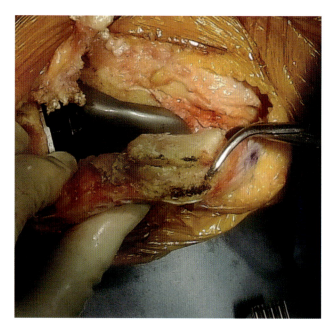

オススメのちょっとしたコツ！

骨切りが正しく行われれば外側関節面の軟骨下骨にボーンソーが進んでいきますから（図5），かなり抵抗があるのが普通で，正しい骨切りができていることの目安になります。逆に外側で抵抗なく進むときは深く切りすぎている可能性が高いので注意が必要です。

▶残存膝蓋骨の厚みの確認

骨切りがいったん終了したら，残存膝蓋骨の厚みを上下左右の部分を指ではさんで確認します（図6）。原始的ですが意外と鋭敏で，慣れれば1mm単位で厚みの違いを触知することができます。必要に応じて修正骨切りを行い，適切な骨切りが確認できたら，ペグ穴をあけて，膝蓋骨コンポーネントトライアルをはめ込みます（図7）。

図5 正しい骨切り

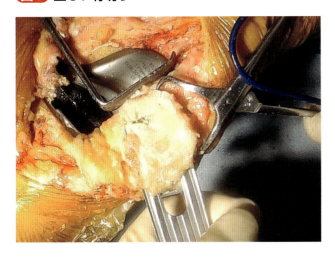
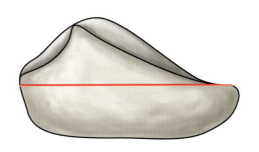

図6 膝蓋骨の厚みの確認

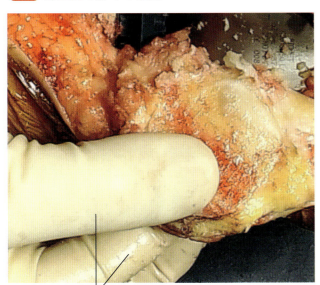

膝蓋骨を指ではさんで厚みを確認する

図7 トライアルのはめ込み

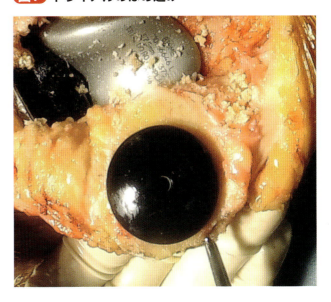

この際，膝蓋骨の正中稜に合わせて若干内方に寄せたほうが(medialize)，膝蓋骨のトラッキングには有利です。この内方設置により外側に海綿骨が露出しますが，それによる問題は経験していません。仕上げに膝蓋骨周囲を指で丹念に触知して尖ったもの(sharp edge)を切除したり，削ったりして丸くしておいてください。

 オススメのちょっとした**コツ!**

> このステップに限らず，骨切り面周囲を折に触れて触知して，尖った部分(骨切り端，セメント片，骨片など)がないかをチェックするのは大切なことですので，習慣を付けておくとよいでしょう。

▶**膝蓋骨トラッキングの確認**

「膝蓋骨トラッキングが不良であれば外側支帯解離を行う」と成書には記載されています。そしてトラッキングの確認法としてno thumb testやone thumb testあるいは一針かけて確認する手技が紹介されているのが普通です。

しかし現実問題としてトラッキングは「良いか悪いか」に二分できるものではなく，「ちょい悪」な中間域が存在します。そのうえ，トラッキングの具体的な判定法，ひいては外側支帯解離の適応については詳細に記載されているわけではありません。以下に私の現在のやり方を注意点とともにできるだけ詳しく述べておきますが，これは必ずしも定説(正解)ではなく，施設や術者によりかなりばらつきがあることを念頭に置いて読み進めてください。

▶**No thumb test**

No thumb testで判定するのが一番厳しい基準になりますので，この方法で問題なければ一件落着です。具体的なチェックポイントとしては伸展機構に一切触れない状態で，膝蓋骨コンポーネント内側縁が大腿骨コンポーネントのgroove外側と全可動域で接しているかが判断の基準になります(**図8**)。しかしこのようにno thumb testでまったく問題ないトラッキングが得られるのは，全症例の約7〜8割程度です。

▶**No thumb test 陽性例**

残りの2〜3割の症例ではno thumb testの際にどこかで膝蓋骨コンポーネント内側縁が大腿骨groove外側から浮き上がることになります。しかしこの2〜3割の症例に対して，すべて外側支帯解離を行うわけではありません。

> 外側支帯解離を行う症例と行わない症例の私の鑑別点は，①大腿四頭筋腱を近位方向に牽引するとトラッキングが正常化する，②外側から軽く押してやるとトラッキングが正常化する，の2点になります。

軽度のトラッキング異常がよくみられるのは屈曲初期ですが，この肢位では大腿四頭筋の牽引力が働いていないので，大腿四頭筋腱を近位方向に(内側ではないことに注意してください)牽引しながら，もう一度トラッキングをチェックします(**図9**)。この操作だけでトラッキングが改善すれば，Q-angleには大きな異常がないと考えられるので外側支帯解離は通常行いません。

図8 No thumb test

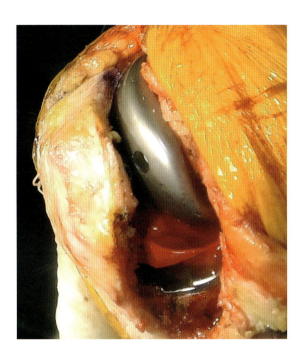

図9 大腿四頭筋を近位方向に牽引すると正常化する（赤矢印）

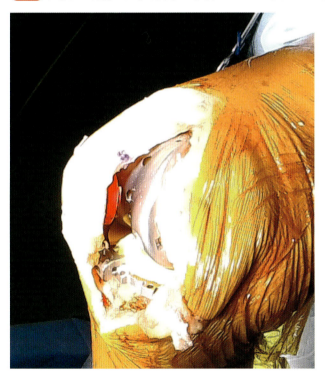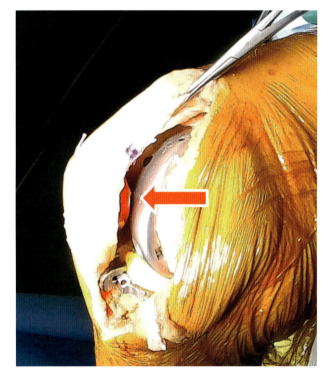

前述の操作でトラッキングが正常化しない場合は，膝蓋骨コンポーネント内側の浮き上がりをなくすのに要する力を評価するために，浮き上がりがみられる肢位で，膝蓋骨を外前方から親指で押さえて整復に要する圧力を触知してみます（図10）。これは従来のone thumb testに類似する方法と思われるもしれませんが，本法では「整復に要する力を感じる」のが重要な相違点です。この手技は感覚的，主観的なものですから外側支帯解離の適応を表現するのは困難ですが，「外側解離を行わなければ屈曲に際してこの位の力が内・外側支帯に加わる」ことを感じる手技ですので，「このぐらい引っ張られたら痛みが出たり可動域に影響するか？」という判断基準で決めればよい（決めるしかない）と思います。

▶外側支帯解離の適応の最終決定

　最後にこれらの手技を行って，最終的に外側支帯解離の適応に迷った際に私が勘案（忖度，バイアスといってよいかもしれません）している因子を記載しておきます。

①男性ではできるだけしない。
②抗凝固薬の薬物療法を行うときはできるだけしない（当施設では1〜2割です）。
③最初にparapatellarで関節を展開した時点で膝蓋骨が傾く患者さんはそれも考慮する。

　まず，①男性は皮下脂肪が薄く，外側支帯解離を行うと外側皮膚直下にインプラントが存在することになります。加えて男性は疼痛閾値が低いことが多いので，痛みを軽減するという意味からもできるだけ避けたい手技であることは間違いありません。また，②薬物による抗凝固療法を行う患者さんでは，どうしても腫脹が強くなりますので，同様にできるだけ避けたい手技です。最後の③その患者さんの術前の伸展機構の状態ですが，特にPF関節に変化がないのに関節を展開しただけで，膝

図10 膝蓋骨を整復するのに要する圧力（赤矢印）を触知

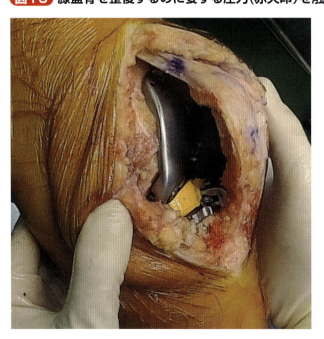 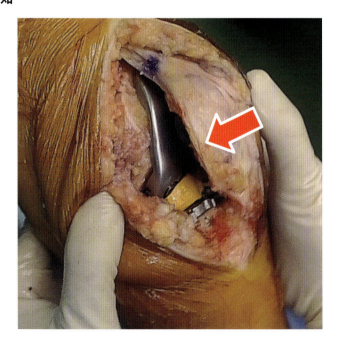

蓋骨が傾いてトラッキングが悪くなる患者さんが存在します。このような患者さんの外側支帯解離を置換後にどう判断するかは定説がありませんが，少なくとも迷った際の最終判断には加味してよい因子であると考えています。

▶ **外側支帯解離の実際の手技**

外側支帯解離の実際の手技は，①内側 or 外側から（outside-in or inside-out），②単純切開 or Pie crust，③動脈を保護するか，しないか，などのバリエーションがあります。

私はこうしてます！

外側支帯の解離は，私は「内側から単純切開で動脈の同定，保護は特にせずに」行っています（図11）。

図11 外側支帯解離

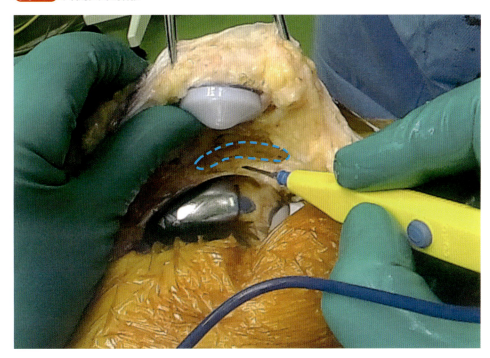

縫合・創閉鎖

近年は術後早期からの可動域訓練を行いますし，手術時年齢もますます高くなり，高齢患者さんが多いことから創治癒が遷延するリスクは以前に比べて増加しています。創トラブルが起こると可動域訓練を制限しなければならないので，可動域の低下が懸念されますが，何よりも最大の合併症である感染症のリスクが上昇することが一番大きな問題です。また患者さん自身にとっても，直接目にする創治癒の不良は精神的な苦痛も大きく，患者満足度の低下に直結します。つまり創治癒不全は術者・患者さん両者にとって最も不愉快な合併症の1つなのです。ですから決して創閉鎖をおろそかにしてはいけません。実際当施設でも，創閉鎖に約15分程度かかるのが普通です。

閉創の実際

閉創の具体的手技としては関節包を0 V-Loc™（メドトロニック社）またはSTRATAFIX®（Johnson&Johnson社）で連続縫合を行います（図1）。関節内にトラネキサム酸（1,000mg，そのほか1,000mgを手術開始30分前に静注します）およびアナペイン®を合計40cc注入しますが，この際関節内からのリークがないことを確認してから皮下縫合に移ります。

皮下縫合は2-0バイクリルプラス®（エチコン社）を使用して約2cm間隔で行います（図2）。その後PDS®（エチコン社）にて追加の真皮縫合を行い，最後に創縁をステリストリップテープ（3M社）にて引き寄せて，オプサイト（Smith&Nephew社）を膝関節90°屈曲位で貼付します（図3）。なお，ドレーンは留置していません。

ここだけは押さえよう！

皮下縫合の際，創縁を真皮縫合が不要なくらいにしっかり寄せておくことが重要です。

原則として病棟での消毒は行わず，オプサイトは2週間で創確認するまで交換しません。真皮を密に縫合するようにしてから，術直後の創部からの出血は減少し，オプサイトの交換の必要がほとんどなくなりました。シャワーは術後7日目から開始し，入浴は3週目以降としています。アレルギーなどの事情がない限り，セファゾリン（CEZ）を第一選択薬としており，1gを麻酔導入直後に1回，帰室直後に1回さらに6時間間隔で術翌日まで計6回投与しています。

図1 連続縫合による関節包の縫合

0 V-Loc™

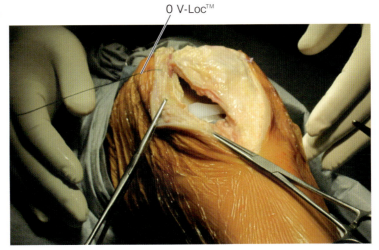

図2 皮下縫合

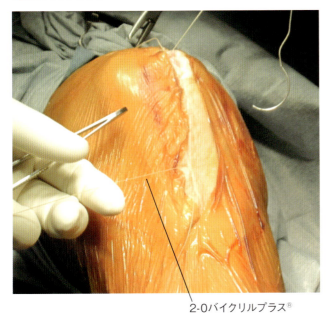

2-0バイクリルプラス®

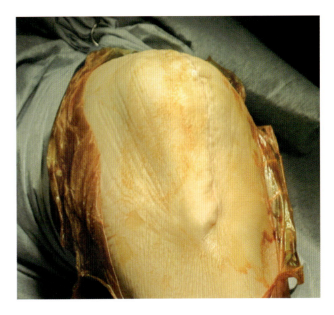

図3 保護材の貼付

ステリストリップテープ

オプサイト

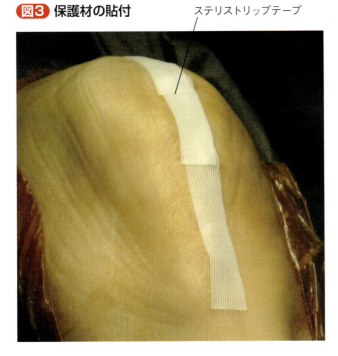

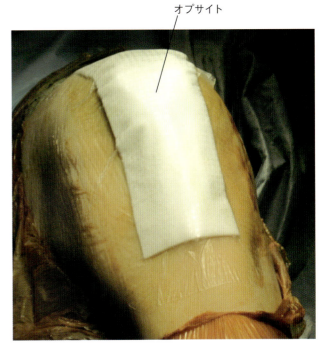

手術の合間に

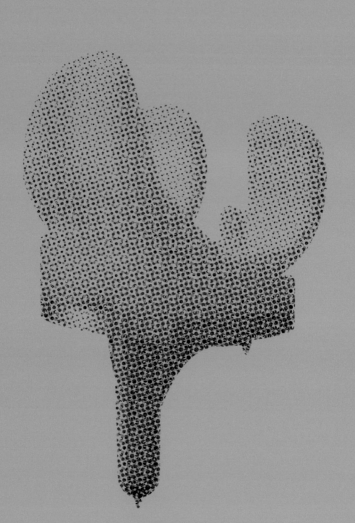

手術の合間に

患者選択・患者さんへの説明

　手術手技以外を詳しく記載することは本書の目的ではありませんが，最低限留意しておかなければならないことがいくつかあります。なぜならここに述べた原則を守らないと，どんなに手術を上手に行っても努力が報われることがないからです。

禁忌

　まず，禁忌を挙げておきます。**日常臨床においては，正しい適応を選ぶことはもちろんですが，それよりやってはいけない患者さんに手を出さないことが優先**されます。

　まず膝関節および近接軟部組織の活動性感染や他臓器に活動性感染のある場合は絶対的な禁忌で，絶対に手術をしてはいけません。CRP（C-reactive protein）が陰性であればまず安心ですが，CRPが少しでも上昇していれば，感染源の検索を行い，CRP値の経時的変化を確認します。少しでも感染の疑いのある場合や，手術歴のある患者さんでは関節液培養は必須でしょう。感染が否定的ならば，リウマチ性疾患の有無を精査します。その他病歴を詳細に聴取すること，かかりつけ医からの情報を集めることも忘れてはいけません。

　その他，本書の読者層がやらないほうがいい（相対的禁忌）と考えられる病態があります。

> ①神経病性関節症（Charcot関節）
> ②良肢位での無痛の強直膝あるいは関節固定術後
> ③著明な大腿四頭筋不全：自動伸展不全（extension lag）のあるもの
> ④反張膝
> ⑤複合性局所疼痛症候群（complex regional pain syndrome；CRPS）の関与が疑われるもの

　これらは，手術をしてはいけない場合もあり，手術の難度，合併症の頻度も高いので，自分だけで適応を決めたり，ましてや自分1人で手術をしてはいけません。専門家へのコンサルトが必須です。これらは"no man's land"とはいえなくなっていますが，選ばれた術者のための"someone's land"と考えるべきです。

▶**高度変形膝**

　では高度変形膝はどうでしょうか？　高度の内反変形（FTA＞200°）や外反変形（FTA＜160°）に関してはconstrained implantについての正しい知識をもてば，前述の病態ほど恐れる必要はないでしょう。骨棘が大きい場合は，それを切除することで軟部組織バランスが自然と調整されることもよく経験しますし，固定性に関してはステムやaugmentを使用すれば獲得可能です。そして万一バランスを調整しきれ

なければ，拘束性(constraint)を上げるしか道はないので，専門家の意見を聞くよりも，constrained implantの正しい知識をもつことのほうがはるかに有用であるというのが私の意見です。ただし，高度変形膝のなかでも以下の病態については注意が必要です。

①股関節疾患に伴う膝OA(coxitis knee)，特にlong leg arthropathy
②関節外変形を伴う症例(外傷後, HTO後)

これらは，やはり"someone's land"であり，専門家へのコンサルトの下，周到な術前計画と特別なインプラントの準備が必要です。

▶その他の禁忌例

最後にあまり真面目に論議されることはありませんが，患者さんの性格の把握も重要な技術です。この「言葉にしにくいし，できてもいってはいけない」部分の判断こそが実際の臨床では一番重要かもしれません。経験を積むと医師は手術してはいけない性格の患者さんを，上手に手術しない方向にもっていく能力を身に付けます。その判断基準や方法を正確に記載することは困難ですし，倫理的な意味からもこれからもできそうにありません。ここではその術後成績が良好であるからこそ注意すべき，TKAの患者さんに特有の心理状態を挙げておきます。それは過度な期待，あるいはそれを通り越して依存心をもつに至っている人達です。思い付く特徴を以下に挙げます。

①変形のわりに訴えが多く，その程度も強い。
②手術を強く希望し，適応がないと伝えるとひどく失望する。
③向精神薬や睡眠薬を常用している。
④病歴，受診歴を手書きやプリントしてみせてくれる(しばしば数枚に及ぶ)。
⑤(ネットの資料をファイルしている。それに下線を引いている)
⑥(健康オタクで，自分の老化を受け入れられない)

⑤，⑥は若干語弊があるかもしれませんが，この種の患者さんらがもつ気配・雰囲気は読者の皆さんも経験したことがあると思います。手術する側にとって過度の期待ほどやっかいなものはありません。TKAの優れた除痛効果は実証されているとはいえ，術後の膝関節は決して完全なものではなく，正常を100点満点とすればせいぜい70～80点の関節であることを忘れてはなりません。術前の状態が非常に悪く，点数でいえば0点や20～30点の人にとっては術後の状態は大満足でしょう。しかし前述の患者さん達は70点近い状態にある膝関節で手術を希望し，術後は100点満点になることを期待していますから，満足し，喜んでもらえる可能性は非常に低いのです。

適応

▶TKAは「万策尽きたら」

膝関節痛で困っておられ,「万策尽きた」患者さんです。十分な保存治療を先行させることは当然で,手術,特にTKAは最後の手段です。その切れ味からは伝家の宝刀ともいえるでしょうが,奥の手はやたらめったらと振り回してはいけません。膝関節痛とそれに起因する日常生活障害が非常に強いことが手術の決め手となります。可動域制限の改善のための手術は,強直膝あるいはそれに近い症例を除いては例外的です。年齢は60歳以上,できれば65歳以上が望ましいとされていますが,万策尽きればそれより若くても手術せざるをえません。

X線像上で強い臨床症状と相関するような,進行した病変が確認されれば問題はありませんが,X線像上の変形が必ずしも臨床症状と相関しない場合もあり,前述のような患者さんの社会的背景,性格などを把握しながら総合的な判断（politically correctな表現しかできず,申し訳ありません）が必要になる場合もあります。

また近年の高齢化,核家族化に伴い,独居患者さんが増加してきています。彼ら（彼女ら）にとっては自立できなくなることが最大の懸念であり,不安感から比較的軽症でも手術を希望する場合があります。しかし膝OAが単独原因で床上生活に陥る可能性は非常に少ないこと,さらにTKAは変形が進んでもその成績に変化のないことなどを説明し,無用の不安感を取り除いたうえで適応を決めることが重要です。

▶疼痛の鑑別

他関節（股関節,腰椎）由来の疼痛を鑑別することも忘れてはいけません。一般にTKAの適応症例では腰椎に変形性変化があることはむしろ普通で,歩行困難の原因として,腰椎由来の下肢痛や間欠性跛行が影響している可能性は十分にあります。これらの症状が,TKA後に歩容の改善により軽減することも経験しますが,その程度は予見が困難です。ですから歩行困難の主な原因が膝痛であることを十分に確認するとともに,必要に応じて,MRI,硬膜外注入に対する反応などの検査を行うことが重要です。そして手術後も腰椎由来の症状は残存することを十分に説明しておきます。

最終的には,説明を尽くした後に「請われて手術をする」というスタンスが理想的です。患者さんを口説いて手術するといいことがありません。実際にTKAの術後成績は術前の変形程度に影響され,変形の軽い患者さんは術後の満足度が低いことが知られています。すなわち,

手術数を増やそうと適応を甘くする→術後患者満足度が下がる→患者さんが集まらない→さらに適応が甘くなる

という悪循環に陥ります。ですから適応をしっかり守ったうえで,焦らずに,本書で推奨する安全・確実な方法で症例を積み重ねることが重要です。そうすれば,

適応を厳守する→術後満足度が高まる→患者さんが集まる→適応がさらに厳しくなる→さらに患者満足度が高まる→患者さんが集まる

という好循環が生まれることが期待されます。

患者さんへの説明

実際に患者さんへの説明では，どのような言葉を使って説明するかが重要です。以下に私たちが実際に行っている患者さんへの説明の文言を記載しておきます。

除痛効果について

術後に痛みが軽くなることはほぼ間違いありませんが，その程度には個人差があり，ほとんどなくなる人もいれば少し痛みが残る人もいます。われわれの調査では，約95％の人が手術の後に痛みが楽になった度合いに満足しています。

感染について

1％以下ですが，遅発性感染が起こる可能性があります。感染が起こると膝関節が赤く腫れて痛みますので，おかしいなと思ったらすぐに受診してください。治療を始めるまでの期間と，入った細菌の種類によりその後の経過は異なります。早く治療を始めて，かつ耐性菌でない場合は関節のなかを洗い流すことによって治癒が期待できますが，治療の開始が遅れた場合や耐性菌の場合は人工関節の抜去が必要になり，治療が長期にわたる場合もあります。

可動域について

術前に曲がりが悪い人はよくなりますが，術前に曲がりがよい人は悪くなることもあります。だいたいは120°前後で，平均すると術前より少しよくなることが多いです。リハビリテーションのがんばりでだいぶ違ってきますので，がんばってください。ただ正座はできませんし，正常膝ほどは曲がりません。

長期成績について

1年に1％程度の弛みなどによる不具合が生じ，術後10年で約1割の再手術が必要になる可能性があります（多くの人が10年ぐらいしかもたないと聞かされているので，「10年経っても9割以上の人は大丈夫です」との説明でかえって安心されることが多いようです）。その場合は入れ替え手術（再置換術）が可能ですが，2回目の手術は1回目より難しいし，長持ちもしなくなります。

私自身は，膝関節固定術や切断について通常は説明していません。このような非常に頻度は低くても重篤な合併症をどこまで説明するかについては明確な指針はありません。しかし苦痛に耐えかねて，恐いながらも手術を決心したご高齢の患者さんを，保身のために恐怖に陥れることはないというのが私の率直な意見です。もちろん法律的には正しい態度ではないので，各自の立場・価値観での判断が必要でしょう。

▶両側同時手術の適応について

両側の変形がひどく，一方を手術しても反対側の膝の痛み，足の長さの差により，スムーズにリハビリテーションが進まないと予想される場合は，両側同時に手術する場合もあります。両側同時にしても入院期間はほとんど変わりません。しかし出血などの手術侵襲が2倍になるのはもちろん，血栓性静脈炎，肺梗塞などの循環器合併症の率も増加します。現在当施設では，以下の条件がそろえば両側同時手術の適応としています。

①両側膝に同程度の著明な変形があること。
②全身的に重篤な合併症のないこと。
③患者さんの年齢が70歳未満であること。
④患者さん・家族が得失，合併症を十分に理解し，希望すること。

手術の合間に
Mobile bearing(MB)の功罪

最初にお断りしておきますが，私はmobile bearing(MB)TKAの信奉者です．その立場をご理解いただいたうえで，まず最初にMB機構の理論的背景を理解しておきましょう．

MB機構

図1aに示すように，大腿骨コンポーネントとポリエチレン(PE)インサート関節面の適合性(conformity)が高いと，接触面積は大きく耐摩耗性は向上しますが，自由な運動が妨げられるためキネマティクスの面からは不利となります．具体的には生理的な回旋運動やroll-backが妨げられてしまいます．

これと対照的にPEインサート関節面が平坦で適合性が低いと(図1b)，回旋運動やroll-backの再現が期待できるためキネマティクスの面からは有利ですが，接触面積は小さくなり耐摩耗性が低下してしまいます．

そこで，図1cのようにPEインサート下面と脛骨トレイの間を可動とすることにより，生理的なキネマティクスの再現と耐摩耗性を両立させることを目的として考案されたのがMB TKAです．いわばいいとこ取りをねらったデザインといえますが，新たな摺動面を導入することによる摩耗の増加や，脱転の可能性が欠点として指摘されています．

耐摩耗性の向上と生理的なキネマティクスの再現，ひいては可動域増大などの機能向上が実現されているかが一番問題となる点ですが，残念ながら「MB機構の利点は証明されていない」のが実情です．つまりEBMの見地からは，meta-analysisも含めて大多数のRCT(randomized control trial)でMB TKAの優位性は否定されてしまっているのです．

図1 MB機構

a：大腿骨コンポーネントと関節面の適合性が高いと動きが制限される

b：大腿骨コンポーネントと関節面の適合性が低いと耐摩耗性が低下する

c：MB機構によりキネマティクスと耐摩耗性を両立

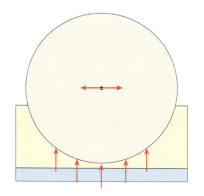
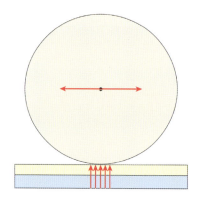
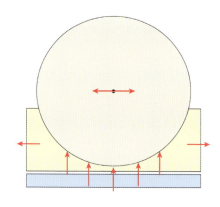

MB TKAを使用する理由

それではなぜ私はMB TKAを使用するのでしょうか？　その理由を説明する前に，今まで行われてきたMB TKAに関するRCTに普遍的に存在する根源的な問題を指摘しておきたいと思います。

①関節面の適合性が高いデザインでのみmobile機構の存在意義がある。
②関節面の適合性が低いものにmobile機構を付加しても意味がない（蛇足のmobile機構）。
③ほとんどすべてのRCTは，関節面の適合性のさほど高くないデザインに付加した「蛇足のmobile機構」の効果を検証したものである。
④適合性が非常に高い関節面デザインを，mobile機構なしで臨床使用するのは倫理的に問題である（成績，特に可動域が悪いのは高い確率で予見できる）。

つまり真の意味でのMB機構の利点を示すRCTは現在まで存在しなかったし，これからも出そうにないのです。

▶Vangurd™ RP High-Flex Knee

参考までに私が設計に携わったPS-mobile型TKAであるVanguard™ RP High-Flex Knee（Zimmer Biomet社）の関節面形状をみてみましょう。

図2のように，PEインサート関節面は独特のbiconcave saddle形状をもち（赤矢印），かつpost後面を摺動面として接触面積の増大を図ったため，大腿骨コンポーネントとPEインサート関節面での回旋許容性は全可動域においてほとんどありません。それと引き替えに他機種の追随を許さない大きな接触面積が得られているのです。このようなデザインにおいては回旋ストレスに対する安全弁（safety-valve）機構としてのmobile機構の付加はある意味必然でした。すなわち，この関節面形状でのfixed-bearing TKAは恐くて使用できないというのが設計者全員に共通した感覚でした。

このようなfixed-bearing TKAを実際に臨床応用してRCTを組めば，可動域やキネマティクスに差が出ることが予見されますが（昔のtotal condylar型の経験から証明されています），このように一方が高い確率で患者さんに有益（または不利益をもたらす）と考えられる場合は，RCTを行うことは非倫理的であり，許されることではありません。

図2 Vanguard™ RP High-Flex Kneeの関節面形状

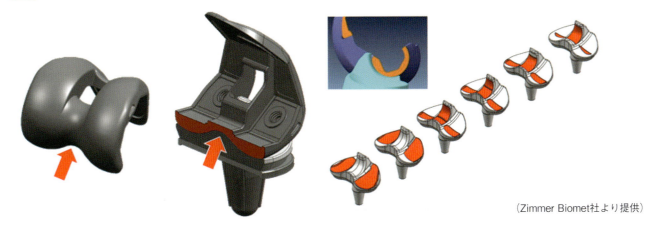

（Zimmer Biomet社より提供）

そのような問題点を踏まえたうえでmobile機構の導入を後押しするようなデータがあるのか考えてみましょう。私たちのグループではTKAにおける回旋の問題につき調べてきましたが，それらの結果を総括すれば「回旋の不確実性の証明」であったといえるでしょう。ごくごく大雑把にいえば，回旋にはもともとミスマッチがあるし，術後は予測も制御もできないのです。

▶OA膝での回旋ミスマッチ

まずOA膝における回旋ミスマッチについて考えてみましょう。詳細は原著（Matsui Y, Kadoya Y, Uehara K, et al. Rotational Deformity in Varus Osteoarthritis of the Knee：Analysis with Computed Tomography. Clin Orthop Relat Res 2005；433：147-51）に譲りますが，縦軸（Angle ACB）は大腿骨，脛骨コンポーネントが理想的な回旋位置に設置されたときのミスマッチを表すと考えてください。図3の横軸はOAの度合い（Group I：FTA＜190°，Group II：200°＞FTA≧190°，Group III：FTA＞200°）ですから，このグラフから読み取れることはOA膝では脛骨（回旋）外旋変形があり，大腿骨・脛骨の指標自体にミスマッチがあるということです。

ですからTKA後にコンポーネント間の回旋ミスマッチが存在するのは解剖学的指標に合わせて設置する限り不可避であり，その程度は内反変形が進むほど大きくなるのです。そしてこのミスマッチを構造的に許容することがMB TKAの最大の利点といえるでしょう。

この研究では脛骨側の指標はインプラントを脛骨粗面の内側1/3に向けて設置すると仮定して検討していますが，これが現在広く用いられているAkagi lineに平行に設置するとしても結論には変わりはありません（図4）。

▶術中ミスマッチの計測（伸縮位）

ではこのようなミスマッチが実際に術後に起こっているのでしょうか？ TKA後伸展位での回旋ミスマッチについて，星ヶ丘医療センターの辻本貴志先生が調べてくれました。前述のVanguard™ RP High-Flex Kneeでは，大腿骨コンポーネントとPEインサート関節面の間での回旋許容性はないので，図5のようにトライアルに回旋を計測する装置を付ければ，両コンポーネント間の相対的な回旋位置を定量化できます。

しかし，前提として両コンポーネントの回旋設置位置がちゃんと入っていないと意味がないので全例で計測を行い，術後CT像で回旋誤差±3°以内に両コンポーネントが設置されていることが確認された83膝を抽出して解析対象として得られたのが図6に示す結果です。

図3 大腿骨-脛骨間の回旋ミスマッチ

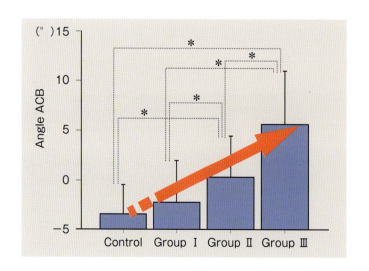

図4 内反型膝OAにおける回旋変形

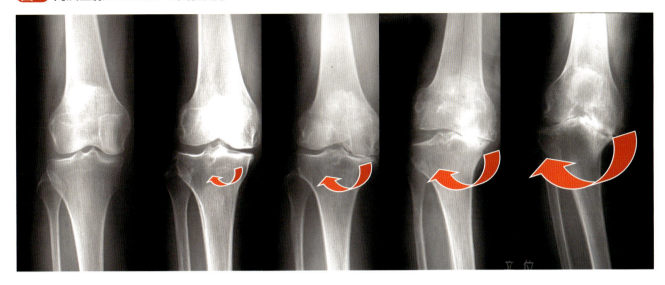

図5 回旋ミスマッチの計測器具

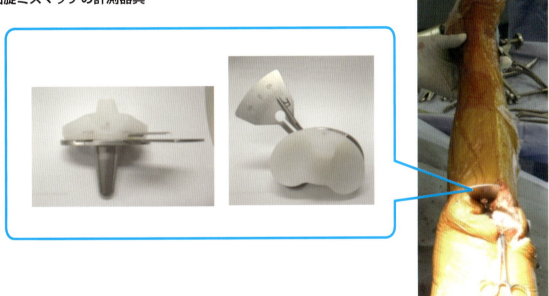

図6 大腿骨–脛骨コンポーネント間の回旋ミスマッチ

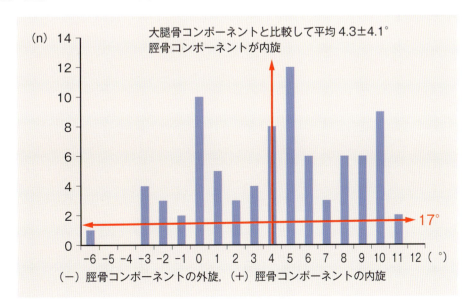

この結果をみてどうお感じになったでしょうか？　平均すると4°脛骨コンポーネントが内旋しており，その絶対値はさほど大きくありません。しかしその分布をみてみると－6～11°まで分布しており，なんとまあバラバラなのかというのが私の感想でした。すなわち回旋を正しく入れても両コンポーネントは捻れの位置に設置されることになり，その方向もバラバラで範囲も大きいのでmobile機構が存在したほうが安心だという論理を組み立てることができます。

▶術中回旋ミスマッチの計測（深屈曲位）

　これは伸展位での回旋ミスマッチの話でしたが，深屈曲ではどうなるのでしょうか？　正常膝では無理矢理曲げる（自力最大屈曲位から他力最大屈曲位にする）と13°内旋することが知られています（図7）。

　TKA後深屈曲位での回旋については大阪府済生会中津病院の渭川徹秀先生が調べてくれました。この研究も前と同じデバイスを用いれば大腿骨－脛骨コンポーネント間の回旋の定量化ができることが前提となっています（図8）。結果は図9の通りです。

　まずまったく動かない膝がかなり存在することが注目されますが，なかには大きく回旋する膝もあり，その方向もさまざまで－12～12°まで幅広いことがわかります。つまり置換膝を無理矢理曲げるとどっちへどれだけ回旋するか予測がつかないのです。

図7 正常膝での脛骨内旋

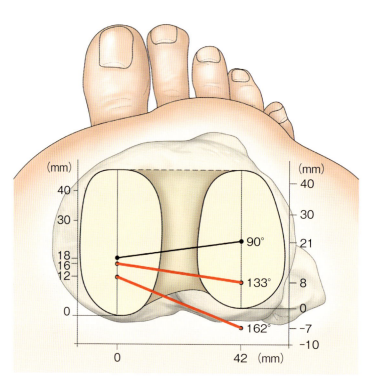

(Nakagawa S, et al. Tibiofemoral movement 3: full flexion in the living knee studied by MRI. J Bone Joint Surg Br 2000；82：1199-200)

図8 深屈曲位での回旋ミスマッチの計測方法

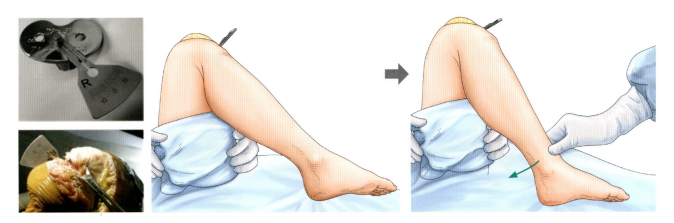

図9 重力下垂位から他動最大屈曲位にかけての下腿回旋量(ヒストグラム)

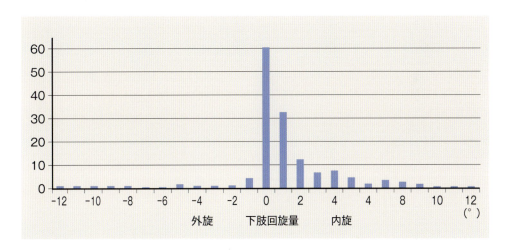

▶ **MB機構の導入理由**　最後に私がmobile機構を導入している理由をまとめておきましょう。

> ①MB TKAに関するRCTには普遍的に存在する根源的な問題があり,関節面の適合性が低いものにmobile機構を付加しても意味がありません(蛇足のmobile機構)。
> ②回旋については不明なこと,制御不能なことが多いからです。これは進行期OA膝の回旋変形,コンポーネント設置後の回旋ミスマッチと初期位置,深屈曲(他力最大屈曲)したときの不確実性などから明らかになったことです。

つまり(わからないことを潔く認めてmobileを選択する,というのが安全な選択だということです),世のなかには,わからないことをわかったようにいう人がいます(それもかなりたくさん)。このような意見に左右されないためには,影響力のある人の話を無条件に信じるのではなく,わからないことはわからない,と自覚しなければなりません。健全な懐疑主義だけが洗脳に対応する方法です。

手術の合間に

Medial pivot design

Medial pivot designのコンセプト

　Medial pivot designは，内側関節面をball&socket形状に，外側関節面を比較的平坦とすることにより，内側を中心とした回旋運動（medial pivot motion）を許容するデザインをさします。しかし近年，内側関節面のconstraintが高く，外側のそれが比較的低いものを総称して"medial pivot"という名称が使用されることがあります。

　本デザインはFreemanらが1994年に最初に導入したFreeman Samuelson（FS）-1000（Finsbury社，図1）が原型であり（私が彼の下に留学していた時期と重なり，私はその誕生の現場に居たことになります），その経緯からみても，内側関節面が完全なball&socket形状のものに限定して使用すべき名称だと考えます。

　このmedial pivot designの基本的なコンセプトとその意義について正しく理解するためには，少しTKAの歴史に関する知識が必要です。とはいえ今まで開発されてきた数多くのTKAインプラントを網羅する必要はありません。大切なのは「温故知新」，つまり歴史に学び，同じ過ちを繰り返さないようにすることですから，歴史的に重要なコンセプトや機種に絞ってお話しします。少し退屈かもしれませんが，しばらくお付き合いください。

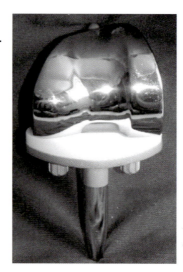

図1 Freeman Samuelson（FS）-1000

（Amin A, et al. The early radiological follow-up of a medial rotational design of total knee arthroplasty. Knee 2008；15：222-6）

TKAの歴史

　TKAのある意味熱気にあふれた黎明期については自身の体験とインタビューを基にしたRobinsonの論文に詳しいですが，図2のようにTKAのデザインコンセプトの源流は1970年代に遡るとされています。

▶ Anatomic/functional approach

　そのなかで彼は，基本的なコンセプトとしてanatomicとfunctional approachに分類していますが，ここでのfunctionalとは「機能的な」と訳すよりも「機能本位の，実用的な，実用本位の」という意味で捉えたほうが適切でしょう．

　つまりanatomic approachでは「軟部組織を温存し，それに合わせてインプラント形状を決定」するのに対し，functional approachでは「工学的見地から接触面積を最大化し，摩耗を減少するため十字靱帯切除や非解剖学的な形状も許容する」という基本的な相違があります．

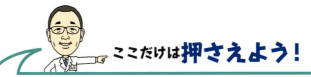
ここだけは**押さえよう！**

　わかりやすくいえば前者は「人体としてはこういう形であるべき」であるという理想論，後者は「材料工学的にはこういう形でないとPEがもたない」という現実論からのデザインであると総括できます．

図2 The evolution of the condylar total knee from 1970 to 1980

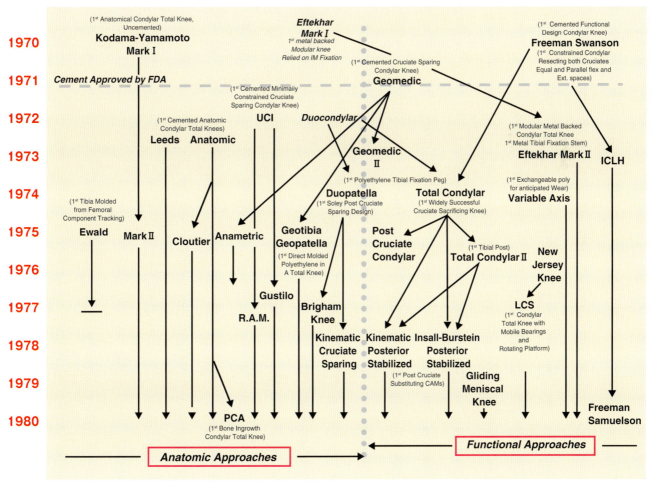

（Robinson RP. The early innovators of today's resurfacing condylar knees. J Arthroplasty 2005 ; 20 : 2-26）

この根本的な相違を踏まえたうえで，どちらが成功したかを検証してみると，歴史に名を残したデザインはfunctional approachによるものが大半であることがわかります。代表的なのはTotal Condylar型，Insall Burstein Posterior Stabilized型あるいはLCS(low contact stress)といったところで，名前は皆さんも耳にしたことがあるのではないでしょうか。それらの特徴を簡単に紹介しておきましょう。

歴史に名を残したデザイン

◆ Total Condylar型
　Insallらにより1974年に導入された機種で，臨床的に成功した最初の表面置換型デザインとされています（図3）。関節面はhigh conformity, curved on curved形状で，前後・内外側ともに安定性が高いのが特徴です。生存率は良好でしたが可動域が不十分なため，次のInsall Burstein Posterior Stabilized型に取って変わられることになります。

◆ Insall Burstein Posterior Stabilized型
　InsallがBursteinとともに1978年に導入したPS型TKAの元祖です（図4）。Cam-Post機構による前後安定性およびroll-backの確保が最大の特徴で，良好な長期成績と可動域により全世界に広く普及しました。セメント使用modern TKAのgold standardといってよい機種です。

◆ LCS
　BuechelとPappasにより1978年に導入された機種で，rotating platform型はmobile TKAの元祖となり，現在も形状変更なく使用されています（図5a，私はTKA業界のシーラカンスとよんでいます）。このほかにbicruciate kneeというデザインもあり，これはJohn O'ConnerやGoodfellowの影響を受けてOxford Uniとも共通のコンセプトをもっていました（図5b）。まさに斬新な概念と長期成績を実現した名器であるといえるでしょう。

図3 Total Condylar型

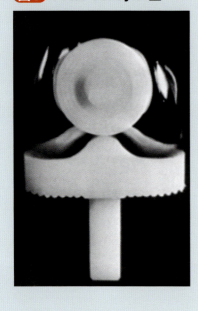

図4 Insall Burstein Posterior Stabilized型

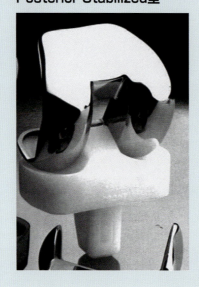

図5 LCS

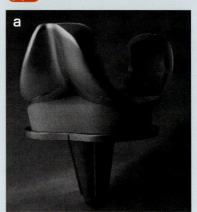
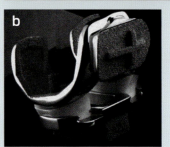

（図3〜5はRobinson RP. The early innovators of today's resurfacing condylar knees. J Arthroplasty 2005; 20: 2-26）

Medial pivot designの歴史的変遷

では本項の本題であるmedial pivot designはこの歴史のなかでどこに位置するのでしょうか？

図6の右矢印がmedial pivot designの源流と歴史的変遷を示しますが，functional approachの元祖であるFreeman-Swanson型からICLH，Freeman-Samuelson型を経て開発されたもので，その本流ともいえるものです。そしてその開発経緯からみても「PEの耐摩耗性という工学的見地からのデザイン」という基本理念を最も忠実に踏襲しているといえるでしょう。

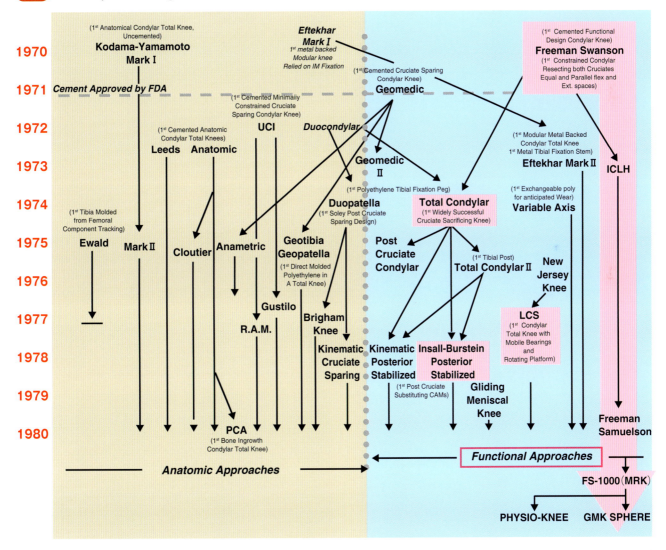

図6 Medial pivot designの歴史的変遷

（Robinson RP. The early innovators of today's resurfacing condylar knees. J Arthroplasty 2005；20：2-26を改変）

▶Freeman-Swanson型

このfunctional approachの理念は1966～1968年に最初に導入されたFreeman-Swanson型に最も端的に現れています(図7)。ご覧の通り解剖学的形状とはかけ離れたroller-in-troughデザイン[大腿骨側が円筒状(roller), PEはトラフ(飼葉桶, trough)状]で, この形状が広い接触面積と耐摩耗性の獲得に必須だったのです。そしてこの高い拘束性との相反(kinematic conflict)を解消する目的でPCLは切除されました。

図7 Freeman-Swanson型

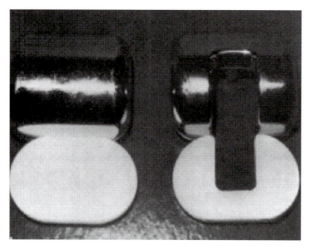

(Robinson RP. The early innovators of today's resurfacing condylar knees. J Arthroplasty 2005 ; 20 : 2-26)

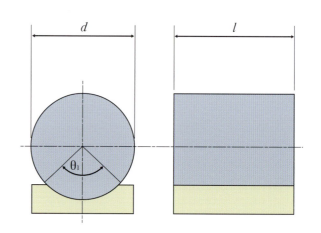

▶LCS

この基本コンセプトは1980年に導入され, 欧州で広く使用されたFreeman-Samuelson型に忠実に継承されました(図8)。この機種も接触面積は大きく(640mm^2), 低摩耗でしたが(0.025mm/y P. Plante-Bordeneuve JBJS 75-B 1993), high conformityゆえに回旋許容性が少なく, 可動域が不十分でした。加えて前内側のPE偏摩耗もみられたため, 何とか回旋許容性を得ながらさらに耐摩耗性を改善できないかが課題となっていました。

期を同じくして, 私も参加して進めていたMRIを用いた運動解析で, 正常膝が内側関節面を中心としたmedial pivot運動をすることが明らかになってきていました(図9)。

図8 Freeman-Samuelson型

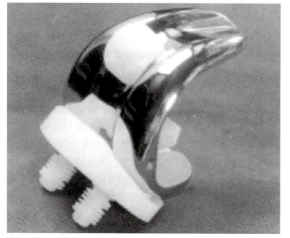

(Robinson RP. The early innovators of today's resurfacing condylar knees. J Arthroplasty 2005 ; 20 : 2-26)

図9 MRIを用いた正常膝の運動解析

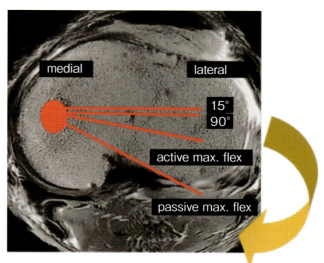

▶FS-1000

この2つを背景としてFreeman-Samuelson型の内側関節面をball&socket形状に変更したのが前述のFS-1000なのです（図10，ちなみにこの1000は接触面積が1,000mm²であることに由来します）。この際に外側関節面は変更されませんでしたが，変更は1箇所だけにという慎重さの表れでもあると同時に，前内側の偏摩耗の解消が最優先事項であったことを示唆しています。

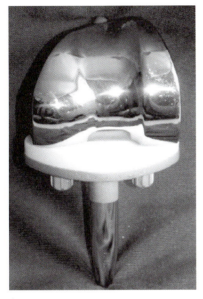
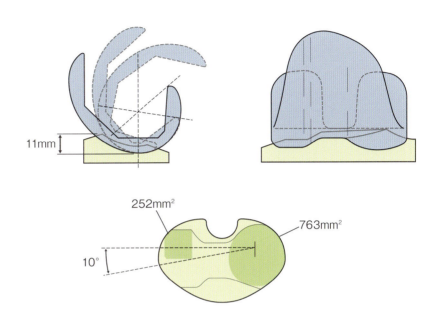

図10 FS-1000

（Amin A, et al. The early radiological follow-up of a medial rotational design of total knee arthroplasty. Knee 2008；15：222-6）

▶耐摩耗性と生理的運動（回旋）の両立

このFS-1000で追求された「耐摩耗性と生理的運動（回旋）の両立」というフレーズはどこかで聞いたことがあると感じた方もおられるでしょう。そうです，これはmobile bearing（MB）のコンセプトそのものなのです。図11のように，PEインサート下面と脛骨トレイの間を可動としたのがMB TKAでした。

これに対してmedial pivot designでは内側と外側で役割を分担する[内側はconformityを極大化し（ball&socket），外側のそれは低くする]ことにより「耐摩耗性と生理的運動（回旋）の両立」を実現しようとしたものといえます（図12）。

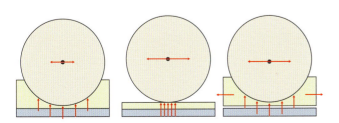

図11 MB TKA

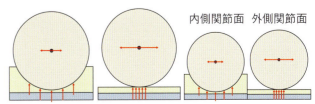

図12 Medial pivot design

内側関節面　外側関節面

ここだけは**押さえよう！**

ですからMB TKAとmedial pivot designはまったく異なるデザインコンセプトと考えられがちですが，その目標，キーワードは共通で「耐摩耗性と生理的運動（回旋）の両立」なのです。もっと大きな観点から捉えれば，PEの耐摩耗性を基本とするfunctional approachに宿命的なテーマだといってよいでしょう。

Medial pivot designについて

このような歴史的背景から，私がmedial pivot designに関して強調したいのは以下の3点です。

①耐摩耗性という工学的見地からのデザイン（functional approachの本流）。
②生理的運動（回旋）の再現は（少なくとも初期型は）最優先目標ではない。
③耐摩耗性と生理的運動（回旋）の両立という点ではmobileと共通している。

▶PE摩耗・破損の問題

なぜ本書で私がこのようなmedial pivot designに関するそもそも論を語るのかといえば，PE摩耗が問題（潜在的な危険としてでも）として認識されなくなっている現状に大きな危惧を抱いているからです。

私がTKAにかかわり始めた1990年当時はPCAのheat pressed PEやMG2のmetal back patellaのPE摩耗（30年も前なので聞いてもピンとこない世代が増えているのでしょう）が発生し，PE摩耗・破損は臨床上大きな問題として認識されていました。しかしPEの製法，品質の標準化やデザイン改良により，摩耗やosteolysisが問題となることはどんどん少なくなり，現在の興味の中心は機能や患者満足度の向上に移ってしまっています（耐摩耗性や長期成績は当然のこととして）。

▶PEへの負荷増大

しかしその高機能を目指したデザインはほとんどすべて耐摩耗性とまったく相反するものなのです。例えば両十字靱帯を温存しようとすれば必然的にPEの形状は平坦にせざるをえません。PEへの負荷増大はfixed UKAでも同様でほぼ平坦なPEの長期耐久性には大きな不安があります。さらにkinematic alignmentで設置すれば，（少なくとも理論的には）内側関節面への負荷増加，PE摩耗の増大の危険性が危惧されます。このような「チャレンジ」をしなければならない患者さんもいますし，今後の発展のために必要なのでしょうが，耐摩耗性に関する留意や検証が不十分なまま臨床応用されつつあるのは大きな問題でしょう。

▶ **耐摩耗性への留意**

　私が現在使用しているのは，PS-mobile型とmedial pivot designに限定されていますが，両者ともfunctional approach（材料工学的にはこういう形でないとPEがもたない，という現実論）を基本としており，耐摩耗性が担保されたなかで機能の向上を目指したデザインであることが最大の選択理由です。

　実際にmedial pivot型が低摩耗であることは，大阪市立大学の箕田行秀先生らが関節液の摩耗粉解析で報告してくれていますが（Minoda Y, et al. In vivo analysis of polyethylene wear particles after total knee arthroplasty：the influence of improved materials and designs. J Bone Joint Surg Am 2009；91：67-73），この優れた耐摩耗性は，その歴史的背景や開発経緯を踏まえればむしろ当然の結果であるともいえるのです（図13）。

図13 GMK SPHEREとPHYSIO-KNEE

a：GMK SPHERE（Medacta社）　　　**b**：PHYSIO-KNEE（京セラ社）

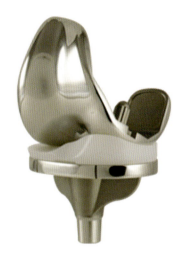
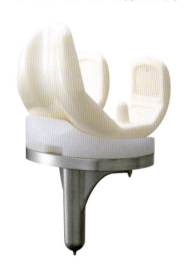

▶ **温故知新**

　現在TKAの患者満足度が不十分であるとして，さまざまな機種や手技がその解決策と称して導入されています。THAではクロスリンクPEが革新的な変化をもたらしましたが，TKAではいまだ普及しておらず，PEに関しては基本的に変化していないといってよいでしょう。そんななかで股関節とは異なった複雑な運動を追求しようとすれば，耐摩耗性に留意した「身の程を知った」アプローチが求められます。しかしPE摩耗に関しては「現状では大きな問題が起こっていない」ということで論議されることがほとんどなくなってしまっています。2000年代に入ってからは大きな問題が起こっていないので，「喉元過ぎて熱さ忘れている」と思わざるをえません。

　PE摩耗の再来が私の杞憂であればいいのですが，TKAの患者満足度や機能の向上のためのチャレンジは，常に耐摩耗性への留意と検証を行いながら進めることが必要です。TKAに長くかかわってきた一人として，人間は忘れる生き物であるからこそ「温故知新」という言葉を肝に銘じておかねばと思う今日このごろです。

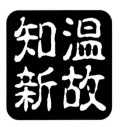

手術の合間に

Bi-cruciate stabilized(BCS)について

BCSのコンセプト

　Bi-cruciate stabilized(BCS)という新しいコンセプトが導入され(Journey◇Ⅱ BCS, Smith & Nephew社)最近注目を集めています。そのデザインの特徴とそれによる理論的な利点は以下の通りで，賛同する意見も多いようです。

> ①Soft stop(関節面形状)とhard stop(post-cam)によるguided motion
>   a. 内側凹，外側凸の関節面形状
>   b. 前十字靱帯(ACL)の機能を代償するanterior cam-post
>   1)Post後面に傾斜を付けてmedial pivot motionを誘導
>   2)接触した場合の接触面積を確保
>   3)大腿骨-脛骨の前後位置が生理的位置に近い(他機種より大腿骨が前にあり，後方への張り出しが少ない)
>   c. Posterior cam-postは60°屈曲でengageする(late engage)
> ②PEインサートに内方傾斜(3°)を付けて生理的傾斜を再現

　これらの組み合わせにより，全可動域にわたって前後安定性が得られ，正常膝に近いroll-backおよびmedial pivot motionが再現されるとされています。
　著名な開発者らが目指したキネマティクスや，そのための理論武装には慧眼を感じますが，特に斬新なコンセプトとともに登場する新しい機種には「そんなにうまい話ばかりはないだろう」という「健全な懐疑心」をもって対応することが正しい態度だと思われます。

BCSのコンセプトは実現されているか？

　まず最初に，bi-cruciate stabilizedという表現への素朴な疑問が浮かびます。多数のバンドルが異なった位置に付着している十字靱帯の精妙な機能を模して，post-cam機構で安定化していると謳うのは少しいい過ぎではないでしょうか(このことはメーカーも感じているようで，初期の論文で使用していたbi-cruciate substitutingという表現は使用されなくなっています)。Post-cam機構によりもたらされるのは，よく見積もっても過剰な前後移動に対する機械的な制止機構(stopper)に過ぎません(参考までにPS型というのはposterior stabilizedの略で，後十字靱帯(PCL)の機能を再現しているというニュアンスはありません)。

またpost-cam機構が前方でengageする頻度は階段昇降で2～3割程度，スクワットではそれよりやや低く，歩行では7割程度であるとの報告もあります。これはJourney◇Ⅱ BCSが基本的にはPSとして機能していることを暗示（明示？）しているのではないでしょうか。

実際にはcam-postの前方での接触はPS型でも同頻度に起こっていることも示されています。PS型であればこの接触は前方インピンジメントとして（予期しない出来事だから），悪い出来事としてとらえられます。対照的に同じ現象がJourney◇Ⅱ BCSでは予期された（anticipated），コントロールされた（controlled）接触で，接触面も確保しているので，よいこと（機能していることの証明）とされますが，両者に本質的な差異があるのでしょうか。

▶Journey◇Ⅰの教訓

これらを踏まえたうえで，非常に頭脳明晰な開発者らが情熱と理論武装をして（会社も巨額の投資をして）世に問うたJourney◇Ⅰ BCSで何が起こったかを知っておくことも重要です。特徴的な関節面形状とpost-cam機構によるmechanically-constrained guided motionを突き詰めたため，回旋運動に対する過度な誘導（強制）と回旋設置位置の許容範囲（ストライクゾーン）の狭さをもたらし，iliotibial band frictionが頻発してしまったのです。その結果，Journey◇Ⅰ BCSは，わが国には導入されませんでした。

▶Journey◇Ⅱでの改良は？

そして，満を持してわが国に導入されたのが，改良版である現在のJourney◇Ⅱ BCSなのです。この改良版では，本来のコンセプトであるguided motionの程度を減らして上記の合併症の低減を目指したものとされていますが，私には難しい判断であったと思います。なぜならguided motionの程度が「適度に」減少すればいいでしょうが，減少し過ぎればその個性，美点を失って普通のPS型と変わらないものになってしまうからです。逆に本来の特徴を維持しようとすれば，再び同じ合併症に苦しむことが予想されます。

つまりJourney◇Ⅱ BCSはⅠとPS型の広いスペクトラムのなかでの妥協点を探ったものですが，どちらに寄り過ぎても存在意義がなくなってしまうのです。そのような視点で新型をみてみると，随分大腿骨ボックスが大きくなり，明らかにguided motionの度合いが減ったことがみて取れます。

従って，全体として理念を追求し続けて個性を維持するというよりは，安全性を重視する方向に舵を切ったと感じられます。この落としどころが正解かどうかは，今後明らかになるでしょうが，既存のPS型に非常に近くなった（なってしまった）ので，臨床成績がよいのはむしろ当然で，今後はPS型との差別化および優位性に留意した評価が必要だと考えられます。

▶うまい話は…??

いずれにせよ，インプラントに関する新しい「うまい話」は前述したような「健全な懐疑心」をもって聞くことが大切です。何も読者の皆さんが自分自身で新しいコンセプトの利点を検証する必要はまったくありません。経験豊富で，論文を書きたい人々が症例を重ねてくれるのをゆっくり待ちましょう。大切な自分の患者さんに手術するのは，利点がしっかり証明された後でも決して遅くありません。"Don't be the first, Don't be the last"が賢明な臨床家でいるための基本的スタンスであることを最後に強調しておきます。

> 手術の合間に

アライメントについて：特にkinematic alignmentについての考え方

TKAにおけるアライメントについては，つい最近まであまり論議の対象にはなってきませんでしたし，私自身も深く考えたことはありませんでした。というのは，下肢機能軸(Mikulicz線)が膝関節中心を通るようにというmechanical alignment(MA)が金科玉条とされてきたからです。MAでは脛骨は骨軸に垂直に骨切りし，大腿骨側は解剖軸と機能軸のなす外反角で骨切りするのですが，それぞれ±3°以上偏位するとoutlierとされて，生存率や臨床成績が低下するものと(何となく)信じられてきました。

これが本当かどうかは実は長い間検証されずにいたので，科学的な根拠は意外と薄弱であったことは否めません。しかし世間が当然のこととしている「前提」に異論を唱えることは容易ではありません。特にnavigationやPSI，三次元術前計画で1mm，1°の精度が熱く論議されるなか，その目標設定(つまりMA)自体に疑問を挟む余地はほとんどなかったといえるでしょう。

ところが近年，前額面アライメントでの±3°以上のoutlierで長期成績に差がないという報告や，成人健常者でも多くの人に内反が認められる(constitutional varus)ことが報告されました。それを背景としてkinematic alignment(KA)という新しい概念(実は1980年代にも類似の考え方はあったのですが)が提唱され，一部の術者の注目を集めています。TKA業界のいわばトレンディな話題(MISと同様にすぐに廃れるのが常ですが)に深入りすることは，本項の趣旨からはずれますが，今後否応なしに耳にするでしょうからその詳細は割愛して，その概要だけを述べておきます。

▶KAとは？

KAの基本理念は，「膝関節の3つの運動軸に各コンポーネントを一致させることにより，関節症が発生する前の(prearthritic)，本来の(native)，生まれつきの(constitutional)アライメントを再現する」ことで，「大腿骨，脛骨ともにjoint lineを変えないようにコンポーネントが設置されるため，軟部組織解離は不要で，生理的な弛緩性や接触圧，ひいてはQ-angleやアライメントは維持される」と主張しています(図1)。

図1 KAの基本理念

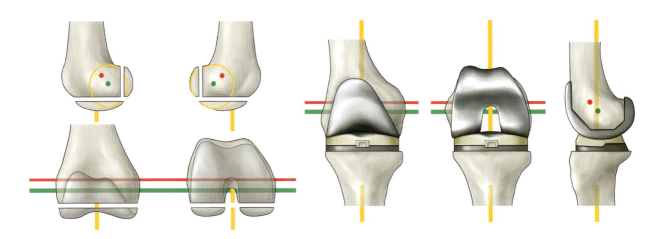

彼らは大腿骨顆部が10～160°の屈曲範囲で大腿骨後顆部を円に近似し，その内外の中心を結ぶ線を大腿骨脛骨(FT)関節の屈伸軸と定義しています．しかし，**KAの根幹をなすこの軸の設定自体，実は諸説紛々の領域で結論は得られていないのです**．私自身も実際に膝屈伸軸の研究をしたことがありますが，こんな広範囲で後顆部が円に近似できるという理論は寡聞にして知りません．百歩譲って（千歩ぐらい譲った気分ですが）この屈伸軸を認めたとしても，実際の手技は（開発当初のPSIを使用する術式からは後退して）軟骨欠損を2mmに決め打ちして補填したうえで，インプラントと同じ厚みの骨切りを行うように調整することだけなのです．

 屈伸軸を再現するという当初の概念を実現するためには，**詳細な三次元術前計画による屈伸軸の同定と，それを術中に再現するための精密な手術手技が必須であるにもかかわらず，高邁な理念とはかけ離れた手技や，方法が用いられることが多い**のは残念なことです．

 このほかにも，KAについては突っ込みどころが満載なので，語り出すと止まらなくなるのですが，これが一過性の流行に終わるのか，それともMAに取って変わる（並ぶ）概念として確立されるのかはちょっと興味があります．いずれにせよ，今後学会や講演会で否応なしに耳にするでしょうから，次項で読者の皆さんがKAをどう考えればよいのか考えてみましょう．

KAをどう考えればよいのか？

ここだけは**押さえよう！**

　結論からいえば**KAは本書の読者の皆さんには必要ないし，決して手を出してはいけません．現状ではKAはMAをマスターした術者がさらなる成績の向上を目指して，学問的な見地から試行すべきもの**で，決して皆さんが行うような目標・手技ではありません．その理由を下に列挙します．

①KAではMAと比較して脛骨コンポーネントは内反位に，大腿骨コンポーネントは外反位に設置しますが，これは長期成績への悪影響が懸念される設置位置です．

②KAではMAと比較して大腿骨コンポーネントの外旋が少なくなり，膝蓋骨トラッキングには不利です．

③KAではより正確な手術手技が要求される（危険な方向に目標設定するので許容範囲が小さい）ため，navigationやPSIの併用が推奨されます．つまりストライクゾーンが狭いことは明らかです．

④KAの基本理念（三次元的なキネマティクスの再現，joint lineの温存）を考えれば，十字靱帯温存との整合性が高いのは自明の理です．ですからKAは理想

> 的にはBCR, 最低限でもCRと組み合わせて行うべき手技でしょう。本書で推奨する十字靱帯切除とは本来相性のよくない(相容れない)概念といえます。
> ⑤実際のKAでは伸展位と90°屈曲位でのjoint lineを合わせているにすぎません。それも実際には軟骨欠損を適当に補正して，インプラントと同じ量の骨切りをするだけです。当然その2点以外のjoint lineはインプラント形状に依存することになります。大事なことなのに誰も指摘しないのでいっておきますが，KAを論議するうえでインプラントデザインによる差はあまり語られることがありません(Single radiusのデザインを屈伸軸に合わせて入れるのが理想なのでしょうが，さまざまな機種が用いられており，なかにはPS型を使用している場合もあります)。
> ⑥わが国では変形の強い症例が多く，適応とならない(しないほうがよい)症例が多数存在します(KAの提唱者自身もこのことは認めています)。
> ⑦関節症が発生する前の(prearthritic)，本来の(native)，生まれつきの(constitutional)アライメントを再現するとのことですが，これはOAが発症したアライメントなので，望ましい力学的環境とはいえません。

これだけ理由があれば，私がKAを推奨しない理由をご理解いただけると思います。お断りしておきますが，私は決して現状のKAを全否定するわけではありません。概念的にはおもしろい面もあり，何よりも盲目的なMA礼賛に一石を投じたことは大きな意味があったと考えています。

特にMAを絶対視して1mm, 1°の精度を論議していたnavigation systemの信奉者達には大きなインパクトを与え，その存在意義については懐疑的な意見も聞かれるようになってきました。しかしKAでは高精度の骨切りが要求されますから，KAが普及すれば，PSIやnavigation systemなどの手術支援の必要性が高まるという意外な(逆説的な)展開も考えられます。

▶**KAには手を出さない（本書の読者は）**

以上KAについてまとめると，その理論自体にも突っ込みどころは満載ですし，ほんの少しだけ成績はいいかもしれない(現状では開発グループ以外の論文が少ないので決して断定はできません)という理由だけで，本書の読者が(長期成績からみて)危険な方向にアライメントを設定変更する必要はまったくないと思います。

KAの論議を聞くたびに「吾唯知足：われ，ただ足るを知る」という言葉が私の頭に浮かびます。KAはTKAの患者満足度が不十分であることの解決策として導入されてきました。確かにTKAの患者満足度はTHAに比べれば低いのは事実でしょうが，これは比べる相手が悪い(THAがよすぎる)のも大きな理由でしょう。股関節との差は単に膝関節が表面に近く複雑な運動をするという特性による可能性も十分ある(私自身はとても大きな要因だと思っています)のです。

今の患者満足度(本当は十分高いのに)に飽きたらず，確かな根拠もないのに長期成績を犠牲にするかもしれないようなチャレンジをしてはいけません。もう一度「吾唯知足」という言葉を肝に銘じることにしましょう。

　真理の追究やチャレンジは大切ですが，これは専門家(あるいは論文を書きたい人々)に任せておけばよいのです。そして私や読者の皆さんのような一般的凡人整形外科医は，現況のTKAの長期成績と患者満足度に感謝しながらMAでの手術を粛々と行うことが正しいやり方なのではないでしょうか。

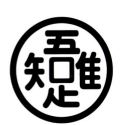

吾唯知足(京都 龍安寺)

手術の合間に

UKAに対する考え方

UKAの利点と欠点

最初にUKAの利点および欠点を整理しておきましょう。利点は機能的に優れている（であろう）ことと低侵襲であること，欠点は長期成績と適応決定を含めた手技全体の難しさであると総括できます。つまり，**表1**となります。

こうして利点と欠点を整理してみると，利点に関しては異論をはさむ余地がほとんどないことに気が付きます。そして欠点とは主として患者選択と技量という術者サイドの要因ですので，端的にいえば「バシッと決めれば素晴らしい手術」ということになります。ただ問題はそう簡単にバシッと決められない，つまり「適応患者さんを正しく選択したうえで，上手な手術をするのは簡単ではない」ことなのです。

表1 UKAの利点と欠点

利　点
①両十字靱帯をはじめ，解剖学的構造を温存する部分置換である 　・正常なキネマティクスが温存されるため機能的に優れている 　・違和感の少ない自然な感じがする膝が再建できる ②出血，疼痛，DVT，感染などの合併症が少なく低侵襲である 　・早期回復が期待できる 　・安全であり，高リスク患者さんにも行える 　・トータルとしての医療費削減が期待できる

欠　点
①長期成績はTKAに及ばない（議論のあるところですが，TKAのほうが安定しているのは事実でしょう） 　・Loosening, sinkingの頻度が高い 　・非置換関節の変性進行 ②適応についての論議がある 　・年齢，活動性，BMI，ACLの状態 　・単関節罹患の証明，特にPF関節罹患の有無 　・ROM（屈曲拘縮の程度，屈曲角度） ③手術手技の難度が高い

UKAの適応

UKAでよい成績を得るためには，適応患者さんを正しく選択することが前提となりますが，そのための判断材料は非常に多岐にわたります。しかしそれよりもはるかに深刻な問題は，適応自体に歴史的な変遷があり，現在も確立されていないことです。

本書は(度重なる失礼を承知で),「正しく適応を選ぶための基本的な知識,経験,ひいては価値観が確立されていない読者層」のために書かれたものです。ですから選択肢がなく(判断が不要で),どんな症例でも対応できるTKAに対象を絞っています。要するに読者の皆さんは,全例TKAで対処すると決めておけば,迷う必要もなく,さらにその単純さ,簡単さと引き替えに失うものは何もないのです(EBMからはUKAとTKAの得失は相半ばしているので)。

▶UKAはしばし「おあずけ」で

　このように読者の皆さんは(少なくとも最初は)UKAをしないと決めてしまうのが一番いいのですが,私自身は骨壊死患者さんや高齢者で侵襲を小さくしたい場合には,UKAを選択しています。これらの状況ではUKAの利点は欠点を凌駕するでしょうし,年間8,000例以上のUKAが行われるなか,専門家としてある程度はやってみないと正しい評価ができないという思いもあります。次から,FAQsの形で現状での私の考え方をまとめていきます。

なぜUKAは難しいのか？

　皮切も部品も小さいため,限られた視野,作業空間での繊細な手技が必要なためと単純に考えられがちです。しかし私が実際に感じるのはそれだけではなく,

> ①最も難度の高い骨切りを最初に行わなければならないこと
> ②理想的な設置位置(理念)に歴史的な変遷があり,現在でも定説がないこと
> ②二大潮流のfixedとmobile型を同等に(同様に)考えていいのか疑問があること

などが大きな要因と考えられます。

▶手技的な困難さ

　最初の脛骨近位端の骨切りですが,関節を展開すればまず行うことになります。やったことがある方は皆さん感じていることと思いますが,この骨切りが一番難しいのです。その理由としては以下が挙げられます。

> ①視野が不十分で解剖学的指標が参照しにくいなかでの位置決めが必要
>   [内・外反,後傾,遠位−近位位置(骨切り量),内・外側位置,回旋]。
> ②後方皮質まで完全に骨切りして切除骨を一塊として取り出すのが難しい。
> ③かといって,水平・垂直方向の骨切りとも,切り過ぎると骨折の誘因となる。

　このように列挙してみると,完璧な骨切りができるほうが奇跡に思えますね。特に回旋に関しては,目分量で行わざるをえない部分があり,内・外側位置の決定も含めて相当神経を使います(正直今まで自信をもって骨切りできたことがありません)。最大の難所が最初にくるのですから大変厄介で,港を出たらすぐに大嵐に遇うようなものです。嵐のなかでは確かな位置や方向を教えてくれる海図とレーダー,つまりPSIやポータブルナビゲーション(UniAlign™など)が真価を発揮するのでしょうが,現状では十分に普及しているとはいえません。

▶正解がはっきりしないための「不確実性」

しかし，私がUKAをしていて感じているのはこのような手技的な困難さだけではなく「ストンと落ちない感じ」ともいえるような「漠たる不安感」なのです。これは突き詰めると「正解がはっきりしていない」という不確実性に起因するものなのですが，これについては次項で改めて詳しく述べることにします。

UKAはTKAと同じコンセプトで設置してよいのか？

▶UKAとTKA

前述のように，手技的な難度とは別に，UKAには「どう入れたら正解なのかがはっきりしない」という不確定性がつきまといます。TKAでは(近年異論はあるものの)「機能軸が膝関節中心を通る」ように骨切りするという明確なアライメントの指標が存在します。

UKAも歴史的にはTKAと同様に軟部組織解離により変形矯正して，機能軸を意識して設置されていました。ところがそうして設置されたUKAに外側の変性進行や，脛骨コンポーネントの沈下が多いことが報告され，ときを同じくしてTKAの良好な成績が明らかになったこともあり，UKAが顧みられなくなったという歴史的経緯があります。その原因としては適応や手技的な問題もあり，必ずしもアライメントだけに起因するものではなかったのですが，その，UKAの「冬の時代」を経て，現在のUKAのコンセプトは大きく変化したようです。

▶Mobile型

まずantero-medial(AM)OAという病態がUKAの適応として確立されたことが最も重要です。これはmobile型の適応として提唱されたもので，「初期OAでACL機能が保たれていれば，軟骨変性は脛骨内側前方に限局している」という病態です。

これ自体，革新的な概念でしたが，手術手技と関連してさらに大きなインパクトがあったのが「脛骨内側後方の軟骨は健常なので，膝屈曲のたびにMCLが伸張されるので拘縮は起こらない」という理論です。つまりAMOAに対するUKAではMCLを含めた軟部組織剥離は必要なく，適正な緊張度になるようにインサートの厚みを調整すれば，その患者さんのもっている本来のアライメントに矯正されるということになります。これは「TKAは軟部組織剥離の手術である」と教え込まれ，機能軸を金科玉条として手術をしていた私たちにとってはまさに「目からウロコ」でした。**UKAではTKAと異なり，軟部組織剥離は不要(むしろ禁忌)であり，目標アライメントも存在しない**というパラダイムシフトが起こったのです。

▶Fixed型

それとは少し趣が異なりますが，fixed型では**joint lineを維持して，十字靱帯温存の利点を最大限に活かす**というコンセプトも提唱されてきます。こちらも軟部組織剥離は行わないので，MCLに拘縮がないことが前提ですが(AMOAの概念も取り入れています)，joint lineを維持すればその膝固有のアライメントが温存されることになります。これはTKAでのmeasured resectionにも類似していますが，実際には現在のkinematic alignment(KA)と非常に近似した考え方になっています。すなわち，joint lineを変えないようにコンポーネントを設置すれば軟部組織剥離は不要で，生理的な弛緩性や接触圧，ひいてはQ-angleやアライメントが維持される」という理想はUKAでこそ実現可能なものかもしれません。

▶現在のUKAは？

まとめると，現在のUKAはconventionalなTKAとははっきりと決別して（軟部組織剥離は不要で，目標アライメントも存在しません），KAに非常に似通った設置を理想としているといえるでしょう。そしてその必須の前提条件は（fixed型ではあえて曖昧にしていますが）AMOAを手術適応とすることといえます。なぜなら軟部組織剥離なしで，適正なアライメント（その人の本来のアライメント）になるのは理論的にはAMOAしかないからです。

このように単純化して説明してもらえれば，「UKAではアライメントは気にせず，最適緊張度を得ることだけに留意すればよい」という論理が成り立ち，私にもストンと落ちるのです。ところが手技書を読んでも，セミナーを聞いても一向に釈然とせず，もやもやしたものが残ります。この理由については，次項でさらに考えてみましょう。

Fixed型とmobile型は同じ？　それとも別物？

Fixed型とmobile型が同等なのか？　特に適応や手技を同様に考えていいのかという疑問があります。両機種を販売していた2つの会社が合併して以降，その相違や得失を論議する機会はめっきり減ってしまいました（お互いの長所・短所を声高にアピールしても会社としてのシェアは増えません）。というわけで，この両者の相違や得失については現在多くは語られませんが，私はとても気になっています。

▶Fixed型とmobile型の変遷

歴史的にみればfixed型UKAが低空飛行をしていた1990年代に，新しい適応とMIS手技を引っさげて登場したのがmobile型です（原型の歴史はもっと古いのですがさほど注目されていませんでした）。その特徴としては，

①Ball-socket形状の（conformityの高い）関節面とmobile機構の組み合わせ
②AMOAという病態を提唱し，適応を明確化
③MISが可能な手術器械の開発，手技のマニュアル化
④Learning curveの最小化を目指した教育の重視

など，20年を経た今みても新鮮で，十分魅力的です（ちなみにわが国に導入後，最初に使用したのは私です）。

とりわけ「AMOAに対するUKAでは軟部組織剥離は不要（むしろ禁忌）であり，目標アライメントも存在しない」という論理は衝撃的でした。その後，開発者のグループを中心に多数の論文が出版され，EBMの面でも確固たる地位を築いてきたのは，皆さんもご存じでしょう。その意味で私自身はmobile型を使用しているときには，脛骨の骨切りは難しいなといつも思いますが，「漠たる不安感」や「居心地悪さ」を感じることはありません。それはしっかりした理論的な背景があり，「適応さえ間違えなければ大丈夫」と思えるからです。Mobile型の導入後はlearning curveの最小化のために，教育システムを整備して投資を惜しまなかったことも特筆すべきで，素直に賞賛に値します。

おかげでUKAの件数は着実に増加しましたが，それに便乗した形で数を増やしたのが，実はfixed型なのです。Fixed型は以前からTKAの術者により同様の手技で（軟部組織剥離により変形矯正し，機能軸を意識して設置する）使用されていました。そこにmobile型が新しい概念と手技でシェアを急に拡大したので，「おこぼれ頂戴」で数が増えたのです。実際のところfixed型にその時期を通じて，適応や手技に関して革新的な変化は皆無でした。形状が解剖学的で何となく安心感があることや，脱転の心配がないことも一因だったでしょうが，（新しいことが何もないので）TKAと同じコンセプトで使用できるという点が増加の最大の要因だったと思われます。

▶競合メーカーの合併

　そうこうしているうちに思いがけず，fixed型とmobile型の販売で競合していた2社が合併することになり，独禁法の関係でfixed型は別会社に売却されてしまいました。つまりfixed型に関しては戦国時代となりシェアを取ったもの勝ちの時代がきたわけです。そうなると旧態然としたコンセプト（TKAと同じ）ではいくら何でも時代遅れでしょうから，joint lineを維持して，十字靭帯温存の利点を最大限に活かすという趣向（コンセプト）で売り出そうとしているのだと，現状を総括できるでしょう（あくまでも私見ですが）。

▶適応症例の違い

　結局fixed型とmobile型は同等なのかはまだ結論が出ていませんが，少なくともPF関節症のある症例についての適応は異なることが知られています。Mobile型ではPF関節症が存在してもまったく問題がないとされており，多くのデータも示されていますが，fixed型では長期的にはPFの問題が起こることが危惧されています（特にインプラントの前方へのoverhangのある場合）。

　手技についてもmobile型はコンセプトがしっかりしていますから，適応をしっかり守って手技書通りに行えばよいのでしょう。しかし趨勢としてはmobile型も適応を広げて，「UKAの割合を上げなさい」という論調に変わってきていることには健全な警戒心が必要です（最後の項で詳しく述べます）。

　もう1つのfixed型に関しては，適応，手技とも確立されているとはいえず，自分なりの哲学をもって設置位置を決めることが必要でしょうが，それは本書の読者の皆さんには望むべくもないことです。エキスパート達はkinematic alignmentの考え方を取り入れたmeasured resection原理主義を提唱し続けるでしょうが，皆さんがどうしてもやりたいのなら，詳細は次項で説明しますが，「PSIやポータブルナビゲーションを用いて脛骨近位端は骨軸に垂直に，大腿骨遠位端は大腿骨頭より2°程度内反を目指す」というのが現状では推奨される方法でしょう。

手技書の記載と講演やセミナーで聞く話が違うのはなぜか？

　読んでみればおわかりでしょうが，手技書では「UKAをこう入れなさい」という理念については記載されていないので（おそらく意図的に避けています），「重大な合併症を免責するための使用説明書あるいは手順書」に過ぎません。ですから手技書を読んだだけでUKAを行うのは（多分する気にはならないでしょうが）とても危険なことなのです。

例えば，すべての手技書で脛骨近位端は前額面では骨軸に垂直に骨切りすることが当然のように書かれていますが，これはTKAの定説に準じたものです。ところが学会やセミナーでは軽度（3～5°程度）の内反骨切りが推奨されることがよくあります（特にfixed型では）。

当たり前過ぎて誰もいわないのですが，講演しているのは選ばれたUKAのエキスパート達です。彼らはUKAで高機能を目指していますから，joint lineを維持してその膝本来の（native）アライメントを再現しようとするのは当然のことなのです。ところがエキスパートの行う手術は得てして難度が高く危険なので，手技書には安全で，なじみ深いconventional TKAに準じた方法が記載されることになってしまうのです。このように基本的な事項についても実際と手技書との間に不一致があり，その理由を誰も説明しないのは（特に初学者にとっては）大きな問題でしょう。

▶ 手技書とは？

そもそも手技書というものは熟練者から初心者まで広い層が読むことを想定して書かれています。ですから理想的な適応に熟練した術者が行う場合ばかりではなく，むしろ適応，術者いずれか（まれに両者）に問題がある場合を想定しなければなりません。ところが術者の技量（適応の選択も含めて）に関する記載はタブーですから（適応に問題があるし，手術も下手だとは書けません），「重大な合併症を免責するための使用説明書」にならざるをえないのです。ですから手技書を理詰めで，わかりやすく書くというのは土台無理な話だといえます。

私が本書の執筆を思い立った理由はまさにここにあり，初学者向けのマニュアル本という設定であれば，読者の判断力，技量が不十分であることを前提として話を進められるので，既存の手技書や教科書とは一線を画した（実際的で有益な）ものになると考えたからです。

▶ どうしてもUKAを
　行うならば

ではもし読者の皆さんがどうしてもUKAをするならば，最初の難関である脛骨近位端の骨切りをどのように乗り越えればよいでしょう？

今までの論議を踏まえれば，PSIやポータブルナビゲーションを用いて「脛骨骨軸に垂直を目標として外反は避ける（骨折，外側OAの進行のリスク），その結果少し内反になっても許容する」というのが答えでしょう。

もっとも，多くの労力と費用をかけて，色々迷いながらたまにUKAをするよりは，TKAに集中して修練を積んだほうが読者の皆さんはもとより，患者さんにとってははるかに幸せであることは疑いありません。

もう1つのアライメントの決定因子である大腿骨遠位端の骨切りも，最近まで髄内ロッドを用いて，術前に決定した外反角（機能軸と解剖軸のなす角度）で大腿骨遠位端を切除する手技が主流でした。すなわちこれもTKAに準じたものといえます。現在もmobile型では髄内ロッドを使用しますが，fixed型では髄内ロッドの記載は消え，"Spacer block technique"（耳慣れない言葉ですが当然のごとく流布しています）なる手技が記載されています。これについてはUKAでの目標アライメントとも関連して次項でさらに考察することにします。

エキスパートのUKA ≠ あなたのUKA

手技書は広い読者層に向けて書かれていると述べましたが，極端な場合を想定してみると思考実験としてもおもしろく，大事なことが透けてみえてきます。

◆**理想的な適応にエキスパートが行う場合**
①関節症が発生する前の（prearthritic）アライメントの再現を目指す。
②目標とするアライメントは数値としては設定しない（する必要がない）。
　→適応が正しければ（AMOA），軟部組織剥離を行わなくても伸展位で適度な緊張度にするだけで，本来の（native）アライメントが再現される。
③骨切除量は原則としてインプラントと同じ量（joint lineを変えない）。
　→十字靱帯の機能を発揮させるためには，joint lineの維持は必須である。

つまり正しく適応を選び，関節面を正確に再現すれば軟部組織剥離は行わなくても理想的なアライメントになり，めでたし，めでたしということになります。ところが現実社会では理想的な状況がいつも実現されるとは限りません（むしろそうでないことのほうが普通です）。そのような場合を想定しようとすると，手技書は免責のための記載ばかりになってしまうのです。

◆**適応，術者いずれか（時に両者）に問題がある場合**
①アライメントチェックをしてくださいという記載は必須（適応が間違っている可能性もあるので）。
　→しかし本来UKAでは目標アライメントなど存在しない。
　→Conventional TKAでのアライメントは図示しておく（大腿骨頭）。
　→しかし目標はぼやかして，数値としては記載しない。
　→外側の変性進行を防ぐため，過矯正は避けることだけは強調しておく。
　→目標，方法はともかく，術者が許容すれば責任は術者に転嫁される。
②大腿骨遠位端の骨切除にギャップの概念を導入（spacer block technique）。
　→術者が許容したアライメントでのギャップが確保できるだけの骨切りを行う。
　→とにかくインプラントが入れられないと手術が終わらない。
　→Joint lineの維持はきっぱり諦める。
　→固すぎたり，緩すぎるよりはまし。

おわかりのように，理想的な適応にエキスパートが行うと仮定すれば，高邁な理念が実現できるのですが，現実世界は必ずしもそうならないので（むしろならないのが普通なので），百歩譲った（理想をかなぐり捨てた）超現実路線で免責事項を中心に記載しているのが手技書なのです。ですから高機能を目指して，理想を追求しているエキスパート達の手技とは大きな解離が生じてしまうのは当然だといえるでしょう。

UKAのlearning curveは？

UKAの適応や成績に関してはlearning curveについても論議されています。そこではmobile型UKAのlearning curveがTKAに比べると長い（手技的に難しく，習得するのに時間がかかる）ことは周知の事実とされ，対応策としては年間症例数を増加させる（>20例/年）ことが推奨されてきました。しかし，年間症例数が思うように増えないので，最近は適応を拡大して，20％以上の割合で行うことを推奨しています。彼らの主張にはそれなりに根拠も説得力もあるので，ついそうなのかなと思ってしまいがちなのですが，ここで以下の式をもう一度思い出してみましょう。

術式のlearning curve＝新しく始める術者数×必要症例数：f(難易度)

これは，learning curveは術式の難易度に規定される必要症例数と新規術者数をかけたものになることを表しています。UKAの難度が高いのが事実とすれば，必要症例数は当然多くなります。そこに多くの術者をよび入れようとするのですから，当然UKAのlearning curve(という名の犠牲者)は増加することは避けられません。

　彼らの論理としてはUKAの成績のよい術者層とはこうなので，皆がそうなるようにすればよいという理屈なのですが，そこに昇り詰めるまでの過程，つまりlearning curve(患者さんを使っての練習の犠牲者)の増加に関しては考慮していないようです。私はこれはとても大きな問題を抱えた考え方だと思わざるをえません。

いずれにしても本書の読者の皆さんは色々迷いながら，たまにUKAをするよりは，TKAに集中して修練を積んだほうが読者の皆さんはもとより，患者さんにとってははるかに幸せであることを再度強調しておきます。

索 引

和 文

あ

- アナペイン® …………………… 108
- アライメント …………………… 132
- 移植骨 …………………………… 52
- インピンジメント ……………… 131
- インプラントサイズ …… 9, 11, 76
- エンジェルウィング …………… 64

か

- 回旋 ……………………………… 48
  - —アライメント ……………… 47
  - —運動 ………………… 116, 122
  - —角度 ………………………… 76
  - —ミスマッチ ………… 83, 118
- 外側顆間隆起 …………………… 50
- 外側支帯解離 ………… 23, 28, 104
- 外側膝動脈 ……………………… 47
- 外側側副靱帯 …………………… 78
- 外側大腿膝蓋靱帯 ……………… 44
- 外側半月板 ……………………… 44
- 階段昇降 ………………………… 131
- 外反角 …………………………… 63
- 外反変形 ………………………… 27
- 解剖学的指標 ………… 11, 81, 94
- 解剖軸 …………………………… 63
- 海綿骨 …………………………… 55
- 過外旋位 ………………………… 82
- 下肢痛 …………………………… 114
- 荷重軸 ……………………… 60, 63
- 加速度計 ………………………… 59
- 活動性感染 ……………………… 112
- 可動域訓練 ……………………… 108
- 蟹爪 ……………………………… 64
- 間欠性跛行 ……………………… 114
- 患者選択 ………………………… 112
- 関節液培養 ……………………… 112
- 関節腔 …………………………… 23
- 関節包 …………………………… 108
- 関節リウマチ ………… 8, 23, 98

- 感染 ……………………………… 115
  - —症 ………………………… 108
- 機種選択 ………………………… 7
- 機能軸 …………………… 63, 138
- 仰臥位 …………………………… 16
- 強直膝 ………………… 112, 114
- 距骨ドーム ……………………… 50
- 筋膜 ……………………………… 24
  - —層 ………………………… 23
- 駆血帯 …………………………… 16
- 屈曲ギャップ ………… 11, 32, 88
- 屈曲内反拘縮 …………………… 37
- クロスリンクPE ……………… 129
- 脛骨
  - —回旋の指標 ………………… 95
  - —顆間隆起間溝 ……………… 95
  - —近位端の骨切り …………… 47
  - —結節 ………………………… 96
  - —骨切りガイド ……………… 49
  - —コンポーネント …… 95, 133
  - —正面 ………………………… 47
  - —前後軸 ……………………… 48
  - —粗面 ………………… 96, 118
  - —の前方脱臼 ………………… 40
  - —の追加骨切り ……………… 91
- 血行障害 …………………… 22, 44
- 血栓性静脈炎 …………………… 115
- 高位脛骨骨切り術 ……………… 4
- 抗凝固薬 ………………………… 106
- 抗凝固療法 ……………………… 106
- 後傾 ……………………………… 50
- 後十字靱帯 …………… 7, 40, 130
- 向精神薬 ………………………… 113
- 高度変形症例 …………………… 52
- 高度変形膝 ……………………… 112
- 高齢者 …………………………… 4
- 股関節 …………………………… 134
  - —疾患 ……………………… 113
  - —由来の疼痛 ……………… 114
- 骨壊死 …………………………… 137
- 骨棘 ……………………… 37, 40, 66

- 骨切り …………………………… 10
  - —ガイド ……………………… 51
  - —の順序 ……………………… 40
  - —の微調整 …………………… 57
  - —量 …………………………… 51
- 骨欠損 …………………………… 52
- 骨髄内圧 ………………………… 64
- 骨折 ……………………………… 137
- 骨頭中心 ………………………… 59
- 骨膜 ……………………………… 24

さ

- 再手術 …………………………… 22
- 最小侵襲手術 …………………… 24
- サイジングガイド ……………… 76
- 再置換術 ………………………… 115
- 膝蓋下脂肪体 ………… 28, 44, 54
- 膝蓋腱 …………………………… 55
  - —脛骨結節付着部 …………… 28
- 膝蓋骨 …………………………… 28
  - —骨折 ……………………… 101
  - —コンポーネント ………… 100
  - —置換 ………………………… 7
  - —低位 ………………………… 44
  - —トラッキング …… 23, 92, 133
  - —の骨切り ………………… 100
  - —の置換 …………………… 98
- 膝蓋大腿関節 …………………… 8
- 膝窩筋腱裂溝 …………………… 54
- 自動伸展不全 …………………… 112
- 脂肪層 …………………………… 24
- 習熟曲線 ………………………… 2
- 摺動面 …………………………… 116
- 腫張 ……………………………… 106
- 出血 ……………………… 64, 115
  - —量 ………………………… 13
- 術式選択 ………………………… 4
- 術者の立ち位置 ………………… 20
- 術前計画 …………………… 10, 59
- 循環器合併症 …………………… 115
- 除痛効果 …………………… 4, 115

神経病性関節症	112	
人工膝関節単顆置換術	4	
伸展機構	28	
伸展ギャップ	10, 32, 60, 88	
真皮縫合	108	
深部静脈血栓症	61	
髄外ロッド	51, 59	
髄内ロッド	13, 59, 63, 72	
睡眠薬	113	
スクワット	131	
スタイラス	51	
ステム	112	
スペーサー	72	
―ゲージ	74	
―ブロック	65, 87	
正座	115	
正中縦皮切	22	
接触圧	132	
セッティング	16	
セファゾリン	108	
セメント固定	7	
前十字靱帯	130	
せん妄	61	
創閉鎖	108	

た

第2中足骨	49
耐性菌	115
大腿骨	
―遠位端の骨切り	58
―外側顆	28
―顆部壊死	5
―後顆部の骨切り	70
―コンポーネント	92, 116, 133
―内側顆間部	40
大腿四頭筋腱	26, 104
大腿四頭筋不全	112
耐摩耗性	116, 129
脱転	116
遅発性感染	115
超高齢社会	7

電気メス	55, 102
テンサー	87
疼痛	96
―閾値	106
―の鑑別	114
動脈	107
トラネキサム酸	61, 108
トルクレンチ	74

な

内・外反	49
内旋位	83
内側側副靱帯	34, 65, 78, 83, 86
内側半月板	86
―後節	40
内側傍膝蓋進入法	25
内反変形	34
軟部組織	55
―の緊張度	78
―剥離	33
―バランスの確認	87
日本人工関節学会	24
ノッチ	11, 60

は

肺梗塞	115
パラダイムシフト	7, 138
反張膝	112
半膜様筋腱	36
皮下脂肪	106
皮下縫合	108
腓骨頭	51
膝関節中心	11
膝の屈曲角度	16
ひざまずき動作	22
皮切	22
被覆率	95
皮弁	22
複合性局所疼痛症候群	112
縫合	108

ポータブルナビゲーション	13, 59
ホーマン鉤	34, 44, 55
ボーンソー	43, 52, 102
保存治療	114
歩容	114
ポリエチレンインサート	51, 116

ま

摩耗	116
メイヨー剪刀	26

や

薬物療法	106
輸血	61
腰椎由来の疼痛	114

ら

リウエル	37, 68, 89
リウマチ性疾患	112
リハビリテーション	115
両側同時手術	115
連続縫合	108

欧文

A・B

- accelerometer ……………59
- Akagi line ……… 11, 48, 95, 118
- anatomic approach ………… 123
- anatomical axis ………………63
- anterior cruciate ligament (ACL) …………………… 130
- anterior straight longitudinal incision ……………………22
- antero-medial(AM)OA …… 138
- bi-cruciate stabilized(BCS) … 130

C・D

- Charcot関節 ………………… 112
- complex regional pain syndrome(CRPS) ……… 112
- constrained implant … 84, 112
- coverage ………………………95
- coxitis knee ………………… 113
- C-reactive protein(CRP) … 112
- cruciate retaining(CR) ………99
- cruciate sacrifice(CS)型 ……… 7
- deep vein thrombosis(DVT) ……61

E・F

- extension lag ………………… 112
- functional approach ……… 123

G・H

- gap technique ………… 7, 70
- —での骨切り…………………80
- Gerdy結節部 …………………55
- high tibial osteotomy(HTO) … 4

J・K

- joint line ……… 8, 51, 132, 134
- kinematic alignment(KA) ………………… 61, 132, 139
- KneeAlign®2 ……………13, 59

L

- lateral genicular artery ………47
- learning curve …………2, 139
- long leg arthropathy ……… 113

M

- measured resection法 ……… 8
- —での骨切り…………………80
- mechanical alignment(MA) … 132
- mechanical axis ………………63
- medial collateral ligament(MCL) …………………… 34, 78, 83, 86
- medial parapatellar approach …………………………………25
- medial pivot design ……… 122
- medial pivot motion … 122, 130
- midsulcus line ………………95
- midvastus approach ………25
- Mikulicz線 ………………60, 63
- minimum invasive surgery(MIS) ……………………… 24, 139
- mobile bearing(MB) ……… 116
- modified gap technique ………32

N

- navigation system ………… 134
- no thumb test ……………… 104

O・P

- one thumb test …………… 104
- patella baja …………………44
- patellofemoral(PF)関節 … 8, 84
- patient specific instrument(PSI) ……………………… 10, 137
- posterior condylar axis(PCA) ……71
- posterior cruciate ligament(PCL) ………………… 7, 40, 99, 130
- posterior stabilized(PS)型 … 7
- prearthritic anatomy …………33
- Pro-Flex G ……………………72

Q・R

- Q-angle… 92, 96, 104, 132, 138
- rheumatoid arthritis(RA) …… 8
- roll-back ……………… 116, 130
- randomized control trial(RCT) … 5

S

- subvastus approach …………25
- surgical epicondylar axis(SEA) …………………… 71, 76, 82

T

- THA ………………………… 134
- twist angle ……………………76

U・W

- unicompartmental knee arthroplasty(UKA) ……4, 136
- Whiteside line………… 11, 63, 95

あとがき

　本書は繰り返しの記載が多く，少々くどいと感じた方のためにいいわけをしておきます。これはある程度意図的なもので，不遜かもしれませんが，外科医は基本的には理系人間であり，必ずしも読解力が高いとは限らないということを若手医師と接して強く感じてきたからです。

　読み返してみて気に入らない部分も多くあり，触れられなかった項目も多いままタイムリミットがきてしまいました。思い付くだけでも，

①最新のセメンティング手技
②難治症例（高度変形，外反膝，関節外変形）への考え方と実際の手技
③感染例への手術手技
④Constrained Implantの考え方と適正な使用法

などに関しては，少しはお役に立てる記述ができるような気がしていて，心残りがないわけではありません。しかしその一方，Learning Curveを最小にするために初学者が知るべきことはすべて書いたような気もしています。今は上記の書き残した項目を今後出版することをお約束して（本書を最後の段階で"Basic Course"とした理由です。もちろん本書が読者の皆様のお役に立ち，その要望，機会があればの話ですが），あとがきとしたいと思います。

　わが国のTKAを考えたとき，今必要とされているのはリーダーではなく，主体性のある多くの一般的凡人整形外科医です。その主体性を得るために，本書が皆様のお役に立てたなら，こんなうれしいことはありません。

　最後に，色々サポートしてくれた阪和人工関節センターの仲間たち，特に手術室のスタッフに感謝します。そして，出版の機会をいただき，日常診療にかまけて筆の進まない私をご支援いただいたメジカルビュー社編集部の矢部涼子様に深く感謝いたします。また常に貴重なモチベーションを与え続けてくれた家族全員に心より感謝します。

格谷義徳

著者略歴

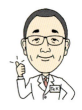

格谷義徳(かどや　よしのり)
阪和第二泉北病院　阪和人工関節センター総長

◆学歴・職歴

- 1983年　大阪市立大学医学部卒業
- 1983年　大阪労災病院(整形外科)
- 1992年　ロンドン大学(London Hospital Medical College) Research Fellow
- 1995年　大阪市立大学医学部助手(整形外科学)
- 1997年　大阪市立大学医学部講師(整形外科学)
- 1999年　大阪市立大学大学院医学研究科感覚・運動機能大講座講師(運動器担当)
- 2002年　大阪市立大学大学院医学研究科感覚・運動機能大講座助教授(運動器担当)
- 2003年　大阪労災病院関節整形外科部長
- 2009年　阪和第二泉北病院　阪和人工関節センター長
- 2018年　現職

阪和人工関節センター　TKAマニュアル−Basic Course−

2019年3月1日　第1版第1刷発行

- ■著　者　格谷義徳　かどや　よしのり
- ■発行者　三澤　岳
- ■発行所　株式会社メジカルビュー社
  〒162-0845　東京都新宿区市谷本村町2-30
  電話　03(5228)2050(代表)
  ホームページ　http://www.medicalview.co.jp/

  営業部　FAX 03(5228)2059
  E-mail　eigyo@medicalview.co.jp

  編集部　FAX 03(5228)2062
  E-mail　ed@medicalview.co.jp

- ■印刷所　株式会社創英

ISBN978-4-7583-1867-9　C3047

©MEDICAL VIEW, 2019. Printed in Japan

・本書に掲載された著作物の複写・複製・転載・翻訳・データベースへの取り込みおよび送信(送信可能化権を含む)・上映・譲渡に関する許諾権は,(株)メジカルビュー社が保有しています.

・JCOPY 〈出版者著作権管理機構　委託出版物〉
本書の無断複製は著作権法上での例外を除き禁じられています.複製される場合は,そのつど事前に,出版者著作権管理機構(電話 03-5244-5088, FAX 03-5244-5089, e-mail：info@jcopy.or.jp)の許諾を得てください.

・本書をコピー,スキャン,デジタルデータ化するなどの複製を無許諾で行う行為は,著作権法上での限られた例外(「私的使用のための複製」など)を除き禁じられています.大学,病院,企業などにおいて,研究活動,診察を含み業務上使用する目的で上記の行為を行うことは私的使用には該当せず違法です.また私的使用のためであっても,代行業者等の第三者に依頼して上記の行為を行うことは違法となります.